AF312647

Dr BOURGET

PROFESSEUR DE CLINIQUE MÉDICALE A L'UNIVERSITÉ DE LAUSANNE

Quelques Erreurs et Tromperies

de la

Science médicale moderne

4me Edition

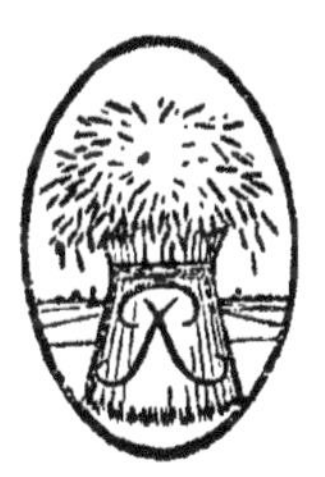

PAYOT & Cie

Paris

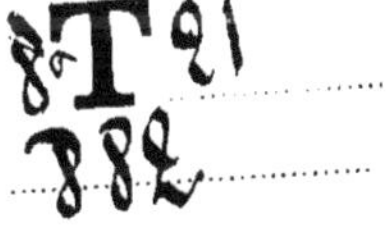

2 Fr. 50

QUELQUES ERREURS ET TROMPERIES

DE LA

SCIENCE MÉDICALE MODERNE

Dr BOURGET

PROFESSEUR DE CLINIQUE MÉDICALE A L'UNIVERSITÉ DE LAUSANNE

QUELQUES

ERREURS ET TROMPERIES

DE LA

SCIENCE MÉDICALE MODERNE

QUATRIÈME ÉDITION

CHIMIE PHYSIOLOGIQUE ET ANALYSES D'URINES
SÉCRÉTIONS INTERNES ET OPOTHÉRAPIE. —
SUC GASTRIQUE. — L'INTESTIN ET LES ENTÉ-
RITES. — LES TUBERCULINES. — LES SÉRUMS
SPÉCIFIQUES. — DIPHTERIE. — ERYSIPÈLE. —
TÉTANOS. — MÉNINGITE CÉRÉBROSPINALE. — LE
CANCER. — LES MÉDICAMENTS NOUVEAUX. — LES
ALIMENTS. — APPENDICITE ET PERITYPHLITE.

PARIS

LIBRAIRIE PAYOT & Cie

46, RUE SAINT-ANDRÉ DES ARTS, 46

1915

PRÉFACE

Ces propos ont été tenus devant la Société vaudoise de médecine.

On m'a rapporté qu'ils n'étaient par faits pour augmenter le nombre de mes amis. Aussi ai-je décidé de les publier pour servir de base précise et solide à ces inimitiés toujours stimulantes dans les controverses scientifiques.

Lausanne, mai 1907.

Dʳ BOURGET.

✣

Dans cette 3ᵐᵉ édition, j'ai retranché certaines remarques qui n'avaient plus d'actualité, tandis que j'ai ajouté nombre de faits nouveaux se rapportant aux différents sujets traités.

Lausanne, janvier 1910.

Dʳ BOURGET.

✣

Quelque vives qu'aient été les critiques formulées au sujet de cet ouvrage, le succès obtenu par les trois éditions précédentes, a démontré la nécessité d'une réédition.

Les nombreux amis, les élèves du regretté Professeur Bourget y retrouveront, condensées en une centaine de pages, toute sa méthode faite de simplicité, d'observation, de logique, et ses grandes qualités de discernement, d'à propos, de bon sens et de critique subtile qui ressortent à toutes les pages.

On a reproché à cet ouvrage son style de polémique, on en a trouvé l'expression parfois incisive... En admettant que ces critiques soient justifiées, ce qu'il faut voir surtout, c'est qu'un travail de ce genre est une œuvre de haute sincérité, un cri de la raison et du bon sens.

On a aussi objecté que ce genre de vulgarisation scientifique pourrait amoindrir le prestige ou l'autorité du médecin ; qu'il offrait le danger de faire juge des théories médicales un public incompétent... théories dont la complexité extrême, e ' peut-être la principale cause des divergences d'opinion manifestées à leur égard.

L'expérience a démontré l'inanité de ces critiques ; l'ouvrage qui est réédité aujourd'hui a conquis brillamment sa place auprès des médecins... et des malades, pour qui le vieil adage « Vulgus vult decipi, ergo decipiatur... » n'est plus de mise de nos jours.

Lausanne, juillet 1914.

Dr FEISSLY,

ancien chef de clinique
du Professeur Bourget.

QUELQUES ERREURS

ET

TROMPERIES

DE LA

SCIENCE MÉDICALE MODERNE

De plus en plus, la médecine moderne s'encombre de théories aussi compliquées qu'hâtivement échafaudées. Il est vrai que leur écroulement suit, souvent de très près, leur édification. Le bruit fait autour d'une découverte nouvelle suffit pour empêcher de percevoir l'effondrement de la théorie précédente. Comme les articles de mode qui ont cessé de plaire, ces théories disparaissent sans laisser de trace, et le silence se fait d'un accord tacite entre ceux qui ont le plus vanté ces pseudo-découvertes ou les méthodes thérapeutiques qui en avaient été déduites.

Autrefois, c'étaient surtout les cliniciens qui imposaient leurs théories médicales au monde médical. Si elles n'étaient pas toujours très justes, elles avaient le grand mérite d'être lentement élaborées. Il fallait toute une vie de *Broussais,* pour développer la médication phlogistique, comme *Hahnemann* a passé la sienne à fonder l'homéopathie.

Aujourd'hui, les théories nouvelles ne s'élaborent plus au lit du malade et dans les services d'hôpitaux. Elles voient le jour dans les laboratoires, tout comme autrefois dans les laboratoires des alchimistes on recherchait la pierre philosophale. Et comme les laboratoires sont nombreux, les théories et les découvertes extraordinaires se multiplient.

Le chimiste et le bactériologiste sont les agents les plus actifs de ces découvertes sensationnelles dans le domaine de la pathologie.

Le premier fonde ses théories sur l'analyse de l'urine, mine inépuisable et source jamais tarie de combinaisons organiques innombrables.

Le bactériologiste, lui, exploite les plates-bandes de ses cultures microscopiques, comme autrefois le botaniste récoltait et classait les plantes des montagnes et des vallées; signalant celles qui pouvaient être utiles ou nuisibles à l'homme, et arrivant peu à peu à opposer à chaque maladie une plante à propriété spécifique capable de combattre ou de guérir cette maladie. Le bactériologiste nous offre aussi pour guérir nos malades des infusions de plantes microscopiques, comme les tuberculines, par exemple.

Je me hâte de vous dire que j'ai la plus grande

confiance dans la chimie physiologique et la bactériologie, qui sont les deux sciences sur lesquelles
la clinique peut compter pour les progrès à venir.
Des savants de premier ordre sont actuellement
occupés à chercher la solution des problèmes nouveaux posés par la chimie et la bactériologie. Ces
savants modestes y travaillent silencieusement et
avec patience, et ne se croient pas obligés d'annoncer tous les mois une découverte nouvelle.
Mais il n'en est pas de même de ce que j'appelle-
rai les touche-à-tout de la science. Ceux-ci, chirurgiens, médecins, chimistes, hôtes intermittents
des laboratoires, n'ont qu'une idée et qu'un but :
attacher leur nom à n'importe quelle petite découverte. Ces pseudo-bactériologistes se dédient
des microbes, tout comme les botanistes des plantes et les pseudo-chimistes des coëfficients urinaires. Et le médecin praticien, abasourdi par
cette science nouvelle et si prolixe, ne sait plus à
qui entendre. Dans le courant de l'année, on lui a
tant vanté de méthodes thérapeutiques infailli-
bles, et sitôt abandonnées, qu'il perd toute confiance mais continue quand même, sceptique et
désabusé, sa carrière de médecin.

Il est bon que la clinique fasse, de temps en
temps, entendre sa voix et qu'elle vienne dire ce
qu'elle pense de toutes ces conquêtes nouvelles
de la thérapeutique et de toutes ces panacées,
n'ayant encore fait leur preuve que sur les grenouilles, les cobayes ou les lapins..

Je me place donc sur le terrain du médecin praticien qui, respectueux du travail de laboratoire, revendique pour lui seul le droit de critique et de contrôle des méthodes thérapeutiques applicables à l'homme.

Il y a, il est vrai, deux manières d'accueillir les découvertes de laboratoire. La première consiste à tout accepter et à louer indifféremment le bon et le mauvais, avec un air entendu et confiant ; on est alors un clinicien et un praticien éminent, très au courant de la science moderne.

Mais les épithètes changent si le clinicien veut simplement opposer aux expériences sur les animaux, ses observations cliniques, lorsqu'elles ne cadrent pas avec les théories du jour. Je veux donc examiner devant vous quelques-unes de ces erreurs, et signaler au fur et à mesure les tromperies qui en découlent.

Mais laissez-moi aussi vous dire pourquoi ces erreurs et ces tromperies trouvent tant de médecins crédules.

Je l'attribue en premier lieu au manque de connaissances physiologiques. — La physiologie normale de l'homme n'est pas assez étudiée par le futur médecin, qui se contente de quelques vagues notions tout juste suffisantes pour passer son premier examen, puis il ne s'en occupe plus. Il passera à l'étude symptomatologique des maladies, comme à une science nouvelle et indépendante des autres sciences biologiques, faisant de grands efforts pour retenir les divisions et les subdivisions des maladies, telles que les pédants auteurs les établissent sans plus se soucier des rapports qui existent entre le fonctionnement normal et pathologique de la machine humaine.

Sans base physiologique suffisante, le médecin est incapable de raisonner sur les découvertes des gens de laboratoire.

La chimie est en général lettre morte pour le médecin. Il distingue vaguement entre l'oxygène, l'hydrogène et l'azote, et sourit avec indulgence à son ignorance du reste; j'en connais qui s'en feraient même une gloire. Aussi je vous ferai remarquer que c'est surtout dans le domaine de la chimie que le médecin est le plus crédule et se laisse le plus facilement tromper.

Commençons donc par examiner les conquêtes nouvelles de la **chimie,** et occupons-nous tout d'abord des **analyses d'urine.** Actuellement, un médecin qui respecte les modes n'entreprendra jamais le traitement d'un client... riche sans avoir fait faire au préalable une analyse d'urine, aussi complète que possible, par le chimiste expert le plus autorisé. Plus cette analyse sera volumineuse, plus elle sera bourrée de chiffres à trois décimales, plus aussi le médecin la regardera avec respect et prendra pour la lire un visage inspiré, sur lequel le client angoissé cherchera à saisir son arrêt. Le plus souvent, hélas! le visage du médecin reste impénétrable, et pour cause. L'augure n'y voit guère autre chose que son client : des noms qu'il arrive avec peine à prononcer, tant ils sont longs et bizarres; des chiffres, quelquefois soulignés en rouge, ce qui ne les rend pas plus révélateurs. Si ce médecin est tant mieux, il terminera sa lecture en disant : « Ça ne va pas trop mal », et s'il est tant pis, ou si c'est dans sa manière d'effrayer le malade, il prononcera d'un air tragique : « Quelle intoxication ! c'était le moment de venir, je n'ai jamais vu une pareille auto-intoxication ». Et le malade ajoute, résigné : « On m'a toujours dit que j'étais très arthritique. »

Examinons maintenant l'erreur pour pouvoir mieux stigmatiser la tromperie.

Prenons tout d'abord les fameux **coëfficients urinaires.** En comptant les principaux qui ont été décrits, je n'en trouve pas moins de trente. Je vous ai dit qu'entre gens du métier, on se dédiait volontiers des coëfficients.

Un chimiste veut-il faire plaisir à un praticien en renom, il lui fait hommage d'un coëfficient qui portera son nom à la postérité.

Ces dernières années, ces hommages se sont considérablement multipliés, car le procédé n'est pas très compliqué. En voici un exemple.

La chimie a distingué dans l'urine plusieurs centaines de combinaisons différentes et d'importances très variables. L'urée représentant plus particulièrement le taux des oxydations, nous la

prenons comme terme principal, puis nous pren-
drons une substance provenant aussi des échanges organiques, par exemple l'épisarcine, dont un
M. Balke a retiré 0,40 de 1600 litres d'urine. Nous
établissons le rapport qui existe entre le chiffre de
l'urée et l'épisarcine, et nous obtenons un coëfficient que vous pouvez vous faire dédiei, mais que
vous pouvez aussi vous dédier vous-même. Ceux
d'entre vous que ce genre de décoration pourrait
tenter, n'ont pas besoin de se presser pour choi-
sir ; bien qu'un grand nombre de places soient
prises, il en reste encore quelques centaines de
vacantes. L'urine est une source inépuisable
d'honneurs et de gains. Et si vous avez fait bonne
connaissance avec un chimiste, il ne manquera
jamais de mettre votre coëfficient avec votre nom
en lettres grasses sur son rapport d'analyse. Cela
vous flattera et vous rendra lumineuse cette partie de l'analyse, et vous y gagnerez la considération de votre client.

Quelle est la valeur réelle et pratique de ces
coëfficients ?

Vous savez qu'on peut jusqu'à un certain point
comparer les combustions qui se font dans la machine humaine à celles qui se font dans le foyer
d'une machine à vapeur. Dans le cendrier de la
machine, on trouvera les scories et les cendres
provenant de la combustion de la houille, et, si
on a fait au préalable une analyse de celle-ci, on
pourrait, en pesant la cendre, savoir exactement

quelle a été la quantité de houille employée et en déduire même le travail fourni en cheval-vapeur. Pour la machine humaine, le résidu des aliments-combustibles se retrouve dans tous les émonctoires, et surtout dans l'urine, les fecès, la sueur et les autres sécrétions éliminatrices. En analysant ces diverses matières, nous pouvons y retrouver les déchets provenant des combustions intraorganiques, ce qu'on pourrait appeler les cendres de la machine humaine.

Mais cette comparaison entre les deux machines ne peut être que très approximative, car la machine humaine ne se sert pas seulement de son combustible pour produire de la chaleur et du mouvement, elle doit fournir encore les matériaux nécessaires pour la réfection de la machine. Le travail de remplacement des matériaux usés retiendra donc pour un certain temps, difficile à apprécier, une partie des substances qui ne reparaîtront que plus tard sous forme de déchets. En d'autres termes, la machine retiendra une partie des substances constituant le combustible-aliment, et ne s'en déchargera pas, après chaque journée de travail, comme une machine outil. Ces rétentions à plus ou moins longue échéance viennent compliquer beaucoup l'appréciation du travail fourni par l'organisme.

En outre, pour établir les relations existant entre les cendres et le combustible, il faudrait que ce dernier soit toujours le même ou tout au moins parfaitement connu dans sa contenance en graisse, hydrate de carbone et albumine. La machine à vapeur utilise le plus souvent un combustible unique et à composition bien connue, tandis que la diversité de nos aliments faisant fonctionner la machine humaine est très grande, et leur composition très complexe.

Donc, pour qu'une analyse quantitative d'urine donne des résultats utilisables, il faut avant tout connaître d'une manière exacte la quantité et la qualité des aliments introduits.

Puis, comme la machine retient quelquefois pendant plusieurs jours une série de substances qui finiront cependant par compter dans les déchets, mais dont l'organisme se débarrasse pour ainsi dire par à coups ou par périodes irrégulières, le calcul de ces déchets ne peut donc pas porter sur le travail d'un seul jour. On ne peut avoir un bilan d'entrée et de sortie qu'avec une moyenne de 10 à 15 jours d'expérience.

Ces conditions d'expérience peuvent se rencontrer dans un laboratoire de physiologiste, et déjà plus difficilement dans une clinique d'hôpital bien organisée, mais elles sont impossibles à réaliser dans la pratique ordinaire de la médecine.

Que penser alors des résultats obtenus et publiés dans la plupart des livres, lorsqu'on sait que les conclusions ont été tirées après une analyse d'un échantillon d'urine qui n'a pas même été prélevé sur le mélange des vingt-quatre heures et qui, souvent, a été pris n'importe quand dans la journée.

Je puis vous affirmer que des conclusions pareilles n'ont aucune valeur, et je les compare volontiers à ce jeu de notre enfance, qui consistait à mesurer la longueur et la largeur du navire; puis, déduisant la hauteur du grand mât, on en obtenait l'âge du capitaine.

Voyons maintenant ce que peut nous démontrer la **cryoscopie** de l'urine. L'apparition sur les formulaires d'analyse de ce nouveau facteur a bien intrigué les médecins praticiens, et j'en connais beaucoup qui ont renoncé à percer le mystère de cette nouvelle méthode. Ils n'en ont eu que plus de respect pour la haute science de leurs confrères qui avaient l'air d'y comprendre quelque chose.

Je me réserve de vous expliquer ailleurs avec plus de détails les phénomènes sur lesquels cette méthode a été échafaudée. Qu'il me suffise de vous dire qu'elle est basée sur l'étude du point de congélation des liquides, de l'urine dans notre cas particulier. Lorsqu'on dissout une molécule (ou une quantité proportionnelle au poids moléculaire) d'une substance quelconque dans une quantité constante d'eau, on abaisse toujours le point de congélation du dissolvant de la même quantité, quelle que soit la nature de la substance dissoute.

On peut donc déduire de ces faits une proportionnalité entre le nombre des molécules contenues dans un liquide soumis à la cryoscopie.

Ainsi, si deux urines ont un point de congélation de — 1°30 et — 1°50, on pourra dire que les molécules contenues dans chaque centimètre cube de chacune de ces urines seront entre elles comme 130 est à 150.

En comparant le rapport qui existe entre le nombre des molécules de chlorure de sodium et celui des molécules organiques élaborées par l'épithélium du rein, Koranyi a cru pouvoir apprécier la puissance d'élimination de ce dernier. Il a fallu, pour appuyer ces théories, avoir recours à des lois de pure physique qui régissent des phénomènes purement physiques, mais qui n'ont plus de valeur quand on les applique à des appareils qui, au lieu d'être des instruments de laboratoire, sont des appareils physiologiques, comme le rein, dont les propriétés vitales ne sont plus régies par de simples lois de physique.

Une membrane vivante ne se laisse pas traverser par le liquide comme une simple membrane morte. Nous en concluons que les lois de l'osmose ne peuvent pas s'appliquer aux parois cellulaires rénales, et de ce fait les théories de Koranyi sont ruinées, ainsi que ses déductions sur les échanges équi-moléculaires s'opérant dans le rein entre les petites molécules de chlorure de sodium et les grosses molécules organiques. Fausses aussi sont ses appréciations sur la vitesse ou le ralentissement de la circulation rénale (circulation des substances éliminables).

Et cependant, combien de médecins n'ont-ils pas été effrayés en voyant au bas d'un rapport d'analyse que la circulation rénale, encombrée de trop grosses molécules, était diminuée d'un tiers, d'un quart ou d'une demi. Ils confondaient en général, dans leur esprit, circulation rénale du sang, alors qu'il s'agissait seulement de la faculté d'élimination des substances éliminables.

Le mystère effraie toujours. Combien je pourrais vous sortir de mes dossiers d'anecdotes comiques ou tragiques, qui ont eu pour point de départ ces rapports d'analyses. Laissez-moi la satisfaction de vous en citer seulement deux, pour illustrer mon dire.

Un confrère envoie un malade à l'hôpital avec une déclaration demandant son entrée dans le service de chirurgie, et lui recommandant de vive voix de ne pas accepter son admission dans un service de médecine, où il n'aurait que faire, puisqu'il s'agissait de lui enlever un rein pour une pyélonéphrite. Pour quelle cause ce malade arriva-t-il quand même dans mes salles? Je l'ignore. A l'examen, nous trouvâmes un malade atteint d'une albuminurie légère, qui disparut au bout de quelques jours. Après trois semaines, le malade reprenait ses occupations. Pendant son séjour à l'hôpital, nous eûmes l'explication de l'effroi du médecin traitant. Il l'avait éprouvé à la lecture du rapport d'analyse du chimiste, que je ne puis m'empêcher de vous transcrire dans ses exactes conclusions, sans omettre les points d'exclamation, qui probablement influencèrent si fort notre confrère :

Examen microscopique et bactériologique ; résultats : Cristaux et concrétions d'acide urique abondants. Cylindres granulés (sic) et hyalins abondants! Globules rouges nombreux. Globules blancs polynucléaires en dégénérescence graisseuse avancée; nombreuses cellules du bassinet, streptocoques nombreux! — *La vitesse de la circulation rénale est réduite à 56 % de la vitesse normale !* Pyélonéphrite à streptocoques !

Cette réduction à 56 % de la circulation rénale avait décidé le confrère à envoyer le malade directement au chirurgien pour enlever le rein coupable. Le diagnostic d'envoi avait du reste été copié exactement sur le rapport d'analyse.

Et voilà comment un simple chimiste peut en imposer à un médecin ignorant les progrès de la science.

Autre anecdote. — Un jeune confrère commet l'imprudence de faire faire par un chimiste expert une *analyse complète* de l'urine de sa femme souffrante.

Le bulletin d'analyse revient bourré de chiffres, et annonçant un *ralentissement de la circulation rénale d'un tiers.*

La famille s'effraie et voit la situation désespérée. On convoque un chirurgien, un accoucheur gynécologue, deux confrères et un clinicien interne.

J'ai pu comprendre que ces Messieurs ne se rendaient pas très bien compte de ce que voulait dire ce ralentissement de la circulation rénale. Ils pensaient à des troubles de circulation du sang, alors que la fertile imagination du chimiste n'y voyait qu'une diminution dans les échanges moléculaires.

Le mystère éclairci, la panique cessa, et une bonne dose d'huile de ricin fit le reste. Je veux croire que notre confrère est guéri lui-même de sa manie d'apprécier sans compétence les échanges organiques de ses proches.

Je pourrais écrire un volume sur ces diagnostics fantaisistes de chimistes peut-être très experts dans leur science, mais sûrement incompétents pour tirer des conclusions de leurs analyses.

Dans ce domaine, on peut dire que les plus renommés sont aussi les plus outrecuidants. Un exemple pour finir. Je le prends dans un rapport d'analyse fait par un chimiste réputé (Paris-Vichy)), et qui a écrit un gros livre très documenté sur les analyses de l'urine. Il m'est apporté par un de ces malades qui vont chercher la santé chez tous les spécialistes connus. Il me le tend de l'air effondré d'un condamné auquel on signifie son arrêt de mort. Il y a en effet de quoi ; lisez les conclusions peu rassurantes de ce chimiste pessimiste :

« Arthritisme héréditaire, goutte, et adipose. Hyperacidité virtuelle. Foie en hypotension.

« Congestion hépatique (lobe droit), avec hypotension.

« Hypochlorhydrie gastrique avec fermentation entérocolique. Légère rétention biliaire bactérienne. »

Le pauvre homme se rend bien compte qu'avec des tares pareilles, on ne peut pas jouir de la vie bien longtemps. Et cependant, j'ai devant moi un homme taillé en hercule, ayant toutes les apparences d'une santé compatible avec toutes les jouissances de la vie terrestre. Mais il ne pense plus qu'à son hypotension et à ses fermentations entérocoliques. Il faudra plusieurs semaines de raisonnement pour le délivrer de ce cauchemar.

Je pourrais encore longtemps vous parler de ces fausses interprétations physiologiques. Il me suffit d'ouvrir un de ces nombreux livres, écrits le plus souvent par des gens plus enthousiastes de nouvelles théories que compétents dans les sciences chimiques, pour cueillir à chaque page des erreurs qui, introduites dans la pratique médicale, se transforment bientôt en tromperies. Et le bon public se prête avec une docilité et une naïveté célestes à toutes ces fantaisies scientifiques. Le médecin sincère résiste quelque temps à cette mode nouvelle; mais, quand il voit le succès de ses collègues interprétant les grimoires du chimiste, il ne peut résister, et comme les autres il met ses besicles sur le nez, et explique aussi à son client que ses molécules sont trop grosses, et qu'il va faire son possible pour les diminuer de volume, afin que les échanges s'équilibrent. Comme ce petit jeu est encore plus rapide et plus facile qu'un sérieux et méthodique examen du malade, il ne tarde pas à s'assimiler ces nouvelles méthodes si commodes. Et quand son client a fait faire quelques analyses complètes à 50 fr., il est en général guéri.

On ne pourra pas cependant accuser ce médecin d'être un trompeur. Non, il n'est qu'un ignorant de la physiologie normale et de la chimie. Il ne peut plus faire lui-même une saine critique des méthodes qui lui sont proposées, et il se laisse promener d'erreur en erreur, ne sachant plus où entendre et à qui croire.

Mais, me direz-vous, le médecin doit-il se passer de l'examen des urines, puisqu'il ne peut plus se fier au résultat? Non; il doit au contraire y donner toute son attention, mais pour les constatations qu'il peut et doit faire lui-même, et qu'il est capable d'apprécier.

Lorsqu'il aura évalué le volume des vingt-quatre heures et la densité, constaté la couleur, examiné au microscope le sédiment, recherché l'albumine et le sucre, il pourra déjà en déduire des conclusions physiologiques et pathologiques certaines, qui seront plus rarement complétées par la recherche de l'urée, chlorure de sodium, acide phosphorique, l'urobiline et l'indican.

Peut-être, plus tard, la chimie physiologique nous fournira-t-elle des données plus complètes. Pour ma part, je suis très persuadé que la médecine clinique y trouvera un grand profit; mais, pour le moment, je ne vois dans tous ces formulaires d'analyses encombrés de courbes que byzantinisme et chinoiseries. Et, comme règle générale, vous pouvez admettre que l'inutilité de l'analyse est en relation directe avec le volume du rapport. Méfiez-vous surtout de ceux qui comportent plusieurs feuilles, et dont les chiffres ont plus d'une décimale. Il faut déjà beaucoup de connaissances physiologiques pour raisonner avec les données de l'analyse restreinte telle que je vous l'ai signalée, et le médecin praticien aura déjà beaucoup de mérite à acquérir ces données.

Dans les examens, j'évite d'interroger les candidats sur l'urine, parce que je sais que même les plus forts feront des pataquès. Ils ont une tendance à se montrer très renseignés de détails; quand ils ont signalé les toxines, l'indol et le scatol, ils sont persuadés qu'ils possèdent tous les secrets de la chimie urinaire, et souvent je n'ose pas risquer une interrogation, craignant d'être accusé de leur tendre des pièges.

Inutile de vous dire que ces candidats, devenus de jeunes confrères, interprèteront dès leurs débuts dans la pratique les analyses les plus compliquées.

Voici donc des erreurs d'interprétation de faits physiologiques qui entraînent à leur suite ou favorisent une tromperie du public, sous la forme d'analyses chimiques coûteuses et sans utilité.

Peut-on imputer cette tromperie au médecin ou au chimiste?

Le premier ne semble pécher que par ignorance et par une sorte d'hypocrisie scientifique qui lui fait prendre vis-à-vis de son client l'attitude d'un homme renseigné.

Quant au chimiste, il peut remplir sa tâche et ses formulaires en parfait honnête homme, s'il exécute réellement les dosages dont il indique les chiffres, et s'il s'abstient de tirer des conclusions qui ne sont pas de sa compétence.

« (1910). Cependant le médecin ne se méfiera jamais assez de ces chimistes, se parant de titres scientifiques divers, pour mieux attirer et éblouir les naïfs. Le canton de Vaud, en particulier, est envahi par la réclame d'un de ces chimistes-magiciens d'un pays voisin.

Chaque famille reçoit, une ou deux fois l'an, une petite brochure dans laquelle on la met en garde contre les différentes maladies qui peuvent l'envahir. Mais pour prévenir le mal il suffit d'envoyer un petit flacon d'urine à X..., licencié en Sorbonne, ex-président d'une des plus vieilles sociétés scientifiques.

L'étalage de titres aussi honorables est bien fait pour décider les malades à s'adresser au savant qui les porte.

Les petits flacons d'urine pleuvent dans l'officine du licencié en Sorbonne, et le client reçoit dans les 48 heures, contre remboursement, un colis rempli de médicaments les plus divers.

J'ai fait moi-même cette expérience pour me renseigner. Ayant envoyé un petit flacon d'une urine normale, j'ai reçu une caisse contenant : un flacon d'acide chlorhydrique dilué, une boîte de caféine granulée, un flacon de charbon granulé, une boîte de pilules pour purifier le sang, un flacon de compresses salicylées.

Coût 12 francs.

Il paraît que l'autorité sanitaire est désarmée contre cette tricherie. Qu'un charlatan emploie des procédés semblables, c'est dans l'ordre des choses et il en sera toujours ainsi, et je ne crains pas de voir les empiriques employer de telles manœuvres, cela nous permet de jauger de temps en temps la bêtise humaine. Mais on ne saurait trop stigmatiser ceux qui se parent de titres scientifiques pour mieux tromper ceux qui se confient en eux.

Le bon public, victime de ces augures, doit supporter une part de responsabilité dans ces tricheries. Il est trop enclin à se livrer sans réflexion aux faiseurs de miracles, et à courir chez les bonnets pointus de la médecine.

La méthode dite de **déchloruration,** qui a été employée pour combattre les œdèmes, n'a pas engendré à proprement parler des tromperies, mais elle a propagé des erreurs funestes à la bonne thérapeutique. Et, en particulier, celle qui consiste à faire considérer le chlorure de sodium comme une substance irritante ou toxique pour les reins. Combien de malades, soit à l'hôpital, soit à la consultation, qui viennent vous dire qu'ils ne mangent plus de pain ; et si on leur demande pourquoi, ils objectent que le sel qu'il contient est un poison. C'est leur médecin qui l'a dit.

Voici encore une erreur physiologique qui va empêcher une simple et bonne alimentation, sous le prétexte que le chlorure de sodium, ce sel indispensable aux échanges physiologiques, peut produire de l'irritation rénale.

Pour les théoriciens de l'élimination rénale tel que Koranyi, la petite molécule de chlorure de sodium est celle qui passerait le mieux, qui serait donc la plus diffusible. Tandis que pour les théoriciens de la rétention chlorurée, le sel, au contraire, aurait grande difficulté à franchir le filtre rénal. Tout cela parce qu'ils ont vu des œdèmes se résorber en diminuant la ration journalière de chlorure de sodium. Ce qui s'explique suffisamment par le besoin continuel de chlorure de sodium pour les échanges nutritifs. Si vous supprimez cet apport journalier chez un individu atteint d'œdème brightique, l'organisme le puisera dans celui qui est répandu dans les tissus, car il en a un besoin urgent pour éliminer les sels de potasse introduits avec la nourriture. Dans beaucoup de cas, l'œdème disparaît plus ou moins complètement, mais là s'arrête le bienfait de la méthode, qui n'est nullement curative pour le mal de Bright.

Les partisans de cette méthode en ont voulu déduire les conclusions les plus absurdes. Un d'entre eux a proposé aux agriculteurs de supprimer les chlorures à leurs vaches pour obtenir du lait déchloruré. Or, les herbivores dépérissent très rapidement quand on ne leur fournit pas la quantité de chlorure de sodium nécessaire à l'élimination des sels de potasse introduits par la nourriture végétale.

« (1910). La **rechloruration** a succédé à la déchloruration, et *l'eau de mer* en injection hypodermique promet de guérir en peu de temps toutes les maladies connues.

Toujours la même exagération, suivie dans peu de temps des mêmes désillusions ».

« La chimie physique prend chaque année, dans les sciences médicales, une place plus importante, et elle arrivera à élucider bien des questions aujourd'hui obscures. Mais pour le moment elle introduit déjà son petit contingent d'erreurs et de tromperies. Nous voyons apparaître dans les formulaires d'analyses des rubriques pour l'indice de réfraction, de conductibilité électrique des urines ou du sérum sanguin avec des conclusions diagnostiques précises et des indications thérapeutiques tant chirurgicales que médicales.

Praticiens, méfiez-vous de ces conclusions trop hâtives et attendez pour y croire que la clinique les ait confirmées ».

Mais pour voir l'erreur scientifique en connexion intime avec la tromperie, il faut remonter aux théories qui avaient cours il y a quinze ans environ. Je veux parler des sécrétions internes. Là, l'imposture règne en maîtresse. Avec des allures scientifiques ultrapédantes, elle dépasse par son charlatanisme tout ce que les anciens fabricants de spécialités pharmaceutiques avaient fait de mieux.

Nous ne voulons pas remonter trop loin en arrière, car il faudrait des volumes pour signaler les médicaments spécifiques proposés et sitôt abandonnés.

Nous examinerons toujours l'erreur scientifique qui a été à la base de la tromperie et l'a provoquée.

La fameuse théorie des **sécrétions internes** a fourni autant de médicaments que d'organes. Il semblait que nous entrions enfin dans une période de simplification de la thérapeutique.

C'était du reste la simplification de la simplification, et le médecin n'avait pas trop à se casser la tête pour chercher une suite thérapeutique logique à son diagnostic. Il suffisait de faire manger au patient l'analogue de l'organe malade. Moins logique que l'anthropophage du Congo, qui, lui au moins, choisit pour satisfaire ses besoins thérapeutiques la chair et les organes de l'espèce humaine, l'homme scientifique civilisé n'osa pas conseiller cette anthropophagie à ses congénères. Il leur laissa le choix de l'espèce. On vit alors les ovaires du cobaye fournir le réconfort aux femmes hystériques, tandis que les testicules allaient guérir la sclérose des cordons postérieurs chez les ataxiques.

J'ai eu l'occasion autrefois de vous démontrer que la dose de ces organes n'entrait pour rien dans leurs merveilleux effets. Il suffisait d'un pauvre petit ovaire de cobaye ou de souris, ou d'un maigre petit testicule de lapin, plongés dans un demi litre de glycérine, pour fournir des centaines d'injections sous-cutanées. L'homéopathie reprenait ses droits.

Et tout cela parce qu'un savant vieillard de 74 ans vint un jour raconter à ses collègues de l'Institut qu'il se trouvait encore très bien d'une masturbation modérée, et que quelques injections d'extrait glycériné de testicule de lapin lui donnaient une verdeur dont son épouse même venait témoigner. Brown-Séquard (1817-1894) prétendit créer une thérapeutique nouvelle, dont les agents seront des produits fabriqués par les différents tissus de l'organisme.

On donna alors à manger des rognons crus ou cuits aux néphritiques, du foie ou de la rate aux hépatiques, de la moëlle osseuse aux rachitiques et aux anémiques, de la substance grise aux paralytiques généraux, du pancréas aux diabétiques.

Tous les organes y passèrent ; puis le chimiste eut la prétention d'extraire de ces organes la substance spécifique. Il n'y parvint guère; mais cela n'empêcha pas les fabriques de produits chimiques de vendre fort cher des substances qu'elles baptisèrent de noms réservés en général à des corps chimiques purs et définis. Les spermines, les ovarines, les thyroïdines et autres n'étaient nullement des combinaisons chimiques à formule définie, mais bien des mélanges de toutes sortes de substances organiques.

La fabrique Merk lançait, avec grande réclame, les médulladène, hépatadène, renadène et autres, qui eurent d'emblée une très bonne presse. Les guérisons de leucémies, de néphrites, de myelites, de cirrhose même se multiplièrent, et les journaux médicaux furent envahis par des articles élogieux.

« (1910). Un oculiste allemand prépare avec le cristallin des mammifères, une substance capable de guérir la cataracte, à condition d'en prendre pendant très longtemps et très régulièrement, dit le prospectus ».

Que reste-t-il de tout cela? Chez le pharmacien attristé et sceptique, un gros stock de médicaments aussi coûteux qu'inutilisables, et une seule substance à propriété hemostatique bien certaine, *l'adrénaline* utilisée presque uniquement par le rhinologiste.

Les ingénieuses opérations de Paulow, sans amener des notions nouvelles sur la physiologie de la digestion, avaient cependant fait connaître un nouveau procédé de fistule pouvant aider à recueillir chez le chien ou le porc une grande quantité de **suc gastrique.**

Immédiatement les théoriciens de la digestion s'imaginèrent qu'ils possédaient là un moyen thérapeutique excellent, et capable de guérir les affections stomacales les plus diverses.

Et nous vîmes apparaître les sucs gastriques de chien et de porc, les gastérines, les dyspeptines, les porcines et bien d'autres.

Ces sucs gastriques animaux, retirés à grands frais par fistules, peuvent, dans les premiers temps de l'excrétion, contenir une certaine quantité de pepsine et d'acide chlorhydrique, mais ils finissent, au bout de peu de temps, par n'en plus contenir du tout. Ainsi la plupart des flacons que nous avons examinés en collaboration avec M. le Professeur Strzysowski, ne contenaient ni pepsine active, ni acide chlorhydrique libre, et l'action de ce suc sur la fibrine, cependant si facilement dissoute, même par des quantités infinies de ces substances, était absolument nulle.

Si ces sucs gastriques eussent été normaux, leur effet thérapeutique eût été presque nul, car l'estomac contient, même dans les affections graves

comme le cancer, assez de pepsine pour se suf-
fire; quant à l'acide chlorhydrique, la quantité
fournie par une ou deux cuillerées à soupe de suc
normal serait trop minime pour être utile. Nous
savons depuis longtemps que la fonction mécanique de l'estomac joue un bien plus grand rôle que
l'action chimique.

Si maintenant nous passons aux **affections intestinales,** nous les verrons également donner
lieu à toutes sortes d'interprétations erronées. En
effet, les processus digestifs intestinaux s'accom-
plissent dans un laboratoire plus difficilement ac-
cessible que l'estomac, dont le travail mécanique et
chimique peut être contrôlé à chaque instant. Aussi
les amateurs de théories en chambre ont-ils beau
jeu pour forger de toutes pièces des systèmes
tous plus caducs les uns que les autres. Mais la
mine des arguments théoriques est inépuisable et
tous les mois nous voyons surgir une méthode thérapeutique nouvelle ou un régime inédit, guérissant radicalement les affections gastro-intesti-
nales, mais surtout ce qu'on a bien voulu appeler l'*entérite,* avec ses variétés glaireuse, membra-
neuse et mucomembraneuse.

Les livres sur cette maladie et les spécialistes
pour la traiter ont surgi un beau jour, très nombreux et très documentés. Il ne paraît pas qu'il ait
fallu de patientes études sur la physiologie de la
digestion intestinale pour devenir un spécialiste en
entérite mucomembraneuse. Quelque fable im-

pressionnante empruntée au domaine de la microbiologie fantaisiste, quelques vagues descriptions anatomopathologiques, et, agité sur le tout, le spectre de l'autointoxication intestinale, avec les inévitables indol et scatol (du reste pas toxiques), et cela a suffi.

La lecture de ces livres spéciaux suffit aussi pour donner la colique aux neurasthéniques.

De tout temps on a signalé la colique, avec selles brusques et glaireuses de l'étudiant froussard, le jour des examens, et le soldat qui, au premier coup de canon annonçant la bataille fait dans ses pantalons, pourrait aussi être présenté comme un cas type d'entérite mucomembraneuse aiguë.

Les microbes, l'indol, le scatol, l'autointoxication n'ont rien à faire dans la production de pareils accidents, et cependant ils représentent les cas types, je dirai même les cas expérimentaux de l'entérite mucomembraneuse, se produisant brusquement, mais se guérissant aussi rapidement lorsque la crainte du danger est écartée.

Comme le chirurgien a créé la phobie de l'appendicite en brandissant ses couteaux sur des ventres prédestinés, le spécialiste de l'intestin a créé l'entérite mucomembraneuse en répandant dans le public des écrits narrant copieusement les ravages terribles des microbes de l'intestin, et les effets non moins effrayants de l'autointoxication. Aidé de sa fantaisie, plutôt que d'une science qu'il n'a pas eu le temps d'acquérir, il montre la décomposition de la molécule d'albumine par les microbes intestinaux, en substances toutes plus toxiques les unes que les autres, et dont la résorption suffit pour produire les pires effets sur la santé générale. Mettez un pareil écrit sous les yeux d'un de ces débiles mentaux que nous appelons des neurasthéniques, et neuf fois sur dix vous lui donnerez la colique dont j'ai parlé plus haut. Si elle n'a été que passagère, vous n'avez qu'à lui démontrer, par une analyse d'urine bien faite, que sa propre urine contient toutes les substances énumérées dans ces écrits tendancieux, et vous lui donnerez cette colique, non plus pour un ou deux jours, mais pour plusieurs mois et même plusieurs années.

Du coup, le flot des malades souffrant d'entérites diverses, larvées, sèches ou humides, se forme et grossit tous les jours, et comme il est surtout composé des classes riches et des désœuvrés, il va rouler à travers l'Europe, arrêté quelques temps par les montagnes de la Suisse, pour continuer son cours et s'arrêter à toutes les portes des sanatorias, des cliniques et hôtels où les plus savants spécialistes opèrent, scrutant et flairant les selles le matin, pour commenter les analyses d'urine le soir.

Actuellement, l'entérite a une très bonne presse; c'est une maladie bien portée, et une jeune femme élégante ne fait pas de difficulté pour avouer à son voisin de table qu'elle souffre d'entérite mucomembraneuse, allant ainsi jusqu'aux détails les plus intimes [1].

Cette nouvelle conception des affections intestinales modifie même le régime des eaux minérales dans les différents pays. Devant cette clientèle nouvelle, les médecins des stations balnéaires ont découvert de nouvelles propriétés à leurs eaux. On y venait autrefois pour des maladies de la vessie, de la prostate, de la matrice et des annexes, aujourd'hui elles guérissent admirablement les entérites et surtout l'autointoxication. Inutile de vous dire que ces entérites ne sont nullement le résultat d'une infection intestinale microbienne, pas plus que les désordres dans l'état général qui les accompagnent ne sont provoqués par la soi-disant autointoxication.

Que la flore et la faune intestinale soient différentes chez ces malades que chez l'individu en équilibre physiologique, c'est incontestable; mais elles ne jouent pas le rôle principal que veut lui attribuer le spécialiste moderne.

Si vraiment l'entérite mucomembraneuse était provoquée par une invasion de microbes spéciaux ou plus virulents, les premiers atteints se trouve-

---

[1] J'ai entendu de mes oreilles, dans le hall d'un de nos hôtels très chic, à l'heure où les dames en décolleté et les hommes en habits se rassemblent avant de se mettre à table pour le dîner, le petit dialogue suivant : «Bonsoir, princesse.». — «Bonsoir, cher.» — « Combien de selles aujourd'hui. » — «Oh! beaucoup moins, quatre ou cinq à peine, et encore la cinquième n'était presque rien. Le docteur était très content, mais par exemple il était beaucoup moins content de mon urine... » Le jeune et élégant couple s'éloigne et je perds le reste de la confidence.

raient surtout dans cette partie pauvre et travailleuse de la population qui n'a pas le temps de se laver les mains avant les repas, et qui est obligée de manger une nourriture de qualité inférieure dans des assiettes non stérilisées. Or, il est bien rare de rencontrer ces entérites chez le paysan ou l'ouvrier. Au contraire, elle sévit avec intensité dans les milieux riches où toutes les règles d'hygiène peuvent être observées au mieux. Je serais même bien près de croire que cette maladie est directement proportionnelle à la richesse et au degré du bien-être de l'individu.

Cette même classe de malades femmes qui se plaint aujourd'hui d'entérite mucomembraneuse, se plaignait il y a 30 ans d'ovarite ou de métrite. C'était pour elle qu'on a inventé ces différents procédés d'extraction des ovaires, et les nombreuses manipulations du côté de la matrice. La chirurgie doit être bien reconnaissante à ces pauvres femmes qui, pendant plus de 20 ans, se sont prêtées à toutes ses fantaisies opératoires avec la même patience et la même foi qu'elles se livrent maintenant aux fantaisies du microbiologiste et du chimiste, mais il faut ajouter aussi avec moins de dangers. A cette époque, c'était encore Paris et la Parisienne qui donnaient la note et fournissaient les principales victimes. Les plus jolies actrices de l'époque étaient ovariotomisées par un chirurgien ami, toujours sous le prétexte que cela dérangeait leurs nerfs.

J'ai, dans mes archives, une autobiographie écrite à mon intention par une de ces actrices de talent, âgée actuellement de 54 ans et qui a passé par toutes ces phases, pour venir s'enliser dans l'entérite mucomembraneuse. Après avoir subi, à l'âge de 24 ans, une première laparotomie pour cueillir les ovaires, elle en subissait une seconde dix ans après pour enlever la matrice et les annexes; à 45 ans, on lui enlevait l'appendice, et depuis bientôt dix ans elle a passé par toutes les entérites connues et décrites. On lui avait cependant expliqué que tous les troubles intestinaux dont elle se plaignait étaient dus à une appendicite chronique larvée, et que tout disparaîtrait après l'excision de l'appendice.

Après avoir essayé de tous les régimes et de toutes les méthodes thérapeutiques, elle s'est aperçue que moins elle s'occupait de sa santé, mieux elle allait. Mais elle ne pouvait pas résister au désir d'essayer les traitements qu'elle voyait vanter dans les chroniques médicales des journaux politiques.

« Depuis 30 ans, me dit-elle, je lis toutes les chroniques scientifiques du *Temps* et je n'ai jamais manqué d'aller consulter les spécialistes signalés dans ces articles. J'essayais bien quelquefois de résister à cette suggestion, mais toujours je succombais et je me livrais sans résistance aux plus fantaisistes expériences. Je m'en rendais bien compte après un temps plus ou moins long, mais je retombe toujours dans un autre piège. Et je suis venue chez vous parce qu'on m'a dit que vous étiez le père du macaroni; j'en mange depuis quatre ans et je ne vais pas mieux, et cependant je n'use que des meilleures marques ; je les fais venir de Lausanne. »

M'entendre appeler le père du macaroni a été une des grandes épreuves de ma vie, et cela a porté un coup mortel à mes illusions et à ma vanité scientifiques. A quoi bon chercher le bon renom dans un travail sincère, si c'est pour attacher son nom à la panacée macaroni. Je répondis à cette dame qu'autrefois j'aimais beaucoup le macaroni, et que, comme tous les médecins, j'avais une certaine tendance à recommander à mes malades ma nourriture préférée; mais depuis que le macaroni doit guérir tous les maux, j'en suis dégoûté et j'en parle moins à mes malades. Il m'arrive même, dans les jours de mauvaise humeur, de leur dire que tous ceux qui mangent des macaronis plus de deux fois par semaine sont des toqués. Je suis peut-être injuste, mais les amertumes de la vie nous rendent quelquefois cruels.

J'ai reçu, il y a quelques jours, une lettre de cette malade. Elle me dit qu'elle a enfin trouvé un remède efficace dans les bouillons paralactiques de Tissier. Elle se sent déjà à moitié guérie.

« (1910). D'après les dernières nouvelles, il y a eu plusieurs rechutes. Un chirurgien lui ayant affirmé que tous ses malaises étaient dus à une ptose du rein, elle s'est décidée à se laisser opérer (néphropéxie). L'opération étant de peu d'importance, elle s'est confiée au chirurgien de la province qu'elle habite; actuellement elle a des scrupules et elle se demande si on ne l'aurait pas mieux faite à Paris. »

Une autre preuve de la nature non infectieuse de ces entérites, c'est que la guérison peut se produire quelquefois d'un jour à l'autre.

C'est même le grand triomphe de tous les hypnotiseurs, suggestionneurs, raisonneurs et psychothérapeutes de tous genres.

Tous vous citeront un grand nombre de cas de constipation ou de diarrhée guéris plus ou moins rapidement par la seule imposition de leurs mains ou de leur raisonnement.

Mais il n'est pas même besoin, pour obtenir ces résultats, que l'individu soit en âge de raisonner. Combien de fois n'ai-je pas reçu à la clinique des enfants de deux ou trois ans, atteints de soi-disant entérites mucomembraneuses ou glaireuses, qui, dès le second ou troisième jour, ne présentaient plus aucun symptôme de la maladie. L'appétit était revenu, les selles étaient normales et l'enfant dormait toute la nuit.

Pourquoi ce miracle? Tout simplement parce que l'enfant avait été soustrait à la pernicieuse influence de sa mère ou d'un entourage aussi tendre que mal inspiré.

Combien je pourrais vous en lire de ces histoi-

res de petits êtres ayant passé par les divers traitements dictés par la microbiologie, de la désin-
fection au calomel, jusqu'à la fameuse diète hy-
drique, et qui, arrivés pantelants et avec leur as-
pect de petits vieux, reprennent bientôt des couleurs, des chairs et des forces, parce que, après les
avoir soustraits à leur entourage, on les a soumis
à la méthode de l'élevage des petits lapins et des
petits chats. Méthode qui consiste, comme vous
le savez, à leur donner à boire et à manger, puis
à les laisser digérer dans une bonne chaleur, à
l'abri de la lumière, du bruit et des commentaires.

La nervosité de la mère ou d'une bonne, voilà
le plus souvent la cause de l'entérite chez l'enfant;
les théories du médecin les perpétuent. Il y a
aussi, comme vous le voyez, une entérite familiale.
Ne croyez pas que j'exagère, tous vous connaissez
de ces histoires; et si mon récit est parfois ironi-
que, c'est que l'effet étant le même, j'aime mieux
en rire que d'en pleurer.

Le médecin qui perpétue ces notions fallacieuses est-il un trompeur? Non; sa nature d'homme
scientifique le prédispose tout simplement à l'erreur.

Mais examinons maintenant la tromperie, co-
rollaire obligé de toute erreur scientifique.

Je laisse de côté les régimes qui ne peuvent
qu'être absurdes lorsqu'ils sont basés sur de telles
fausses interprétations du travail intestinal. Qu'on

soit partisan du macaroni, du lait, de la crème, des noix, amandes, noisettes ou des végétaux purs, on est dans l'erreur dès qu'on emploie une seule sorte d'aliments à l'exclusion des autres.

La tromperie va trouver la porte largement ouverte lorsque les savants de laboratoire, sous le patronage de Metschnikoff, eurent préconisé l'usage de levures variées pour aider soi-disant à la besogne de l'intestin.

Au temps déjà un peu lointain des théories de Bouchard et de ses élèves, on nous apprenait que la dilatation stomacale était due à l'introduction dans l'estomac des levures de la fermentation alcoolique. Si elles y trouvaient des hydrates de carbone, sucre ou farineux de toute nature, immédiatement ils se mettaient à l'œuvre en produisant suffisamment de gaz pour gonfler un ballon dirigeable.

Si par malheur, il se faufilait quelques levures de la fermentation lactique et butyrique, les symptômes devenaient beaucoup plus graves, et l'intoxication devenait imminente. C'est même ces théories de Bouchard, Charrin et autres, qui ont amorcé les théories plus récentes de l'autointoxication. Et, pour conclure de leurs expériences de laboratoire, ces savants recommandaient de proscrire soigneusement de l'alimentation des malades de l'estomac et de l'intestin toute nourriture sucrée et farineuse. Pas de sucre, pas de macaronis, pas de pommes de terre, et surtout fairé le nécessaire pour empêcher l'introduction dans les voies digestives des ferments alcooliques et lactiques.

Aujourd'hui, d'autres savants de laboratoire nous recommandent l'usage des farineux et des hydrates de carbone purs sous forme de lactose. Mais ne se contentant pas des ferments alcooliques et lactiques toujours en suspension dans l'atmosphère, ils ordonnent encore d'en introduire à profusion dans l'estomac. De là, les cures merveilleuses obtenues par le ferment de raisin, qui cède maintenant le pas au ferment lactique, qu'on appellera paralactique pour le rendre plus mystérieux au médecin.

On croit rêver quand on lit certains de ces travaux sortant de l'institut Pasteur, où des gens qui n'ont jamais expérimenté que sur des grenouilles, des cobayes, des chiens et quelquefois des singes, veulent dicter aux cliniciens le régime à employer chez l'homme dans telle ou telle maladie.

Vous trouverez dans la plupart des livres sur l'autointoxication le résumé de toutes ces élucubrations.

Vous y verrez qu'il faut aller chercher dans la flore orientale, sur les rives enchantées du Bosphore, les vrais ferments lactiques; la maya turque ou bulgare va nous permettre de préparer le yoghourt, ce précieux lait caillé qui, d'après Metschnikoff, est la seule nourriture capable de conserver au-delà des limites habituelles notre précieuse existence.

Le bacille étant trouvé, il ne fallait plus que lui donner un nom sonore et suggestif pour exploiter la découverte, et les industriels ingénieux à l'affût près de l'institut Pasteur ne manquèrent pas.

La flore occidentale se dressa contre la flore orientale, et nous eûmes la joie de voir le bacille lactique de nos pays s'opposer encore une fois à l'invasion du turc. Il coagulait le lait de nos troupeaux aussi bien et peut-être mieux que la vulgaire maya bulgare.

A la Sorbonne, toujours grave, et par le ministère d'un de ses préparateurs, Tournier, était réservé le beau rôle d'un Nicolas de Flüe entre les deux flores. Il réussit, nous dit-on, à produire une symbiose entre les deux bacilles d'Orient et d'Occident. C'est ce qu'on peut appeler un mariage de raison.

Si les maya, yoghourt, lactobacilline et autres étaient déjà douées de propriétés merveilleuses, vous pouvez croire si leur symbiose allait encore exalter ces propriétés curatives. Des sociétés à grands capitaux, patronnées par de savants microbiologistes, sont en train d'exploiter ces découvertes et d'en faire bénéficier sinon l'humanité, tout au moins leurs actionnaires.

Il faut avoir une foi naïve et bien robuste pour pouvoir exposer sans en rire ces théories extraordinaires, où les bourdes deviennent de plus en plus fortes. Laissez-moi terminer par la dernière et la plus monumentale. Il s'agit du bouillon para-lactique de Tissier, préparé d'abord, nous dit-on, pour lutter contre certaines infections intestinales spécifiques; puis l'auteur, dans un travail plus récent, a généralisé sa méthode dans le but de lutter contre la putréfaction intestinale en général et pour combattre l'autointoxication.

Il faut pour cela un régime végétarien pur, ad-ditionné de lactose et du produit d'une symbiose entre le bacillus acidi paralactici de Kosaï et le bacillus acidi bifidus de Tissier. Le premier est un anaérobie facultatif et un hôte habituel du lait, et le second décrit par Tissier est un anaérobie strict, formant presque à lui seul toute la flore in-testinale du nourrisson. Voilà une provenance bien nationale, et on se sent soulagé en pensant que nous ne serons plus tributaires des rives du Bosphore.

Il faut lire, dans les ouvrages spéciaux, les effets merveilleux de cette alliance pour juger de la va-leur de la découverte. Je ne puis résister à en citer un exemple : « Dans les premiers jours du traite-ment, comme avec le régime lactofarineux, on constate certains malaises, des troubles gastriques, des coliques, des ballonnements du ventre, des gaz. Mais bientôt, dit Tissier, la constipation cesse, les coliques diminuent, la langue se nettoie, l'haleine n'est plus mauvaise, les selles perdent leur odeur putride et, à l'examen bactériologique, on constate la réapparition et la multiplication progressive des microbes constituant la flore normale.

Les urines, claires et abondantes, ne sont plus aussi riches en sulfoéthers. Les troubles d'autointoxication cardiovasculaires, pulmonaires, nerveux, etc., disparaissent, mais plus lentement. »

Pour que ces bons résultats persistent et deviennent définitifs, ajoute Tissier, il faut continuer ce traitement au moins deux mois et demi en moyenne, jusqu'à ce que la flore intestinale soit notablement transformée.

Le bouillon paralactique est préparé par un pharmacien des environs de Paris et coûte 8 fr. le flacon.

Celui que nous avons eu en mains nous a été fourni, dûment scellé, par une de nos malades qui faisait la cure depuis deux mois. L'analyse de M. le professeur Strzyzowski a montré que ce liquide, dont le poids spécifique est de 1,023, contient 45 °/₀₀ de lactose, une petite proportion de peptone et 5 °/₀₀ d'acide lactique.

A ce point de vue, il ressemble beaucoup au liquide de fermentation de la choucroute, qui sert du reste à préparer le lactate de zinc, dont on retirera l'acide lactique.

M. le professeur Combe constate avec satisfaction que le traitement de Tissier donne les mêmes bons résultats que son traitement lactofarineux. Seulement, M. Combe n'emploie pas les symbioses lactiques, d'où j'en conclus que le bouillon de Tissier est inutile. Première économie. Et comme tous les psychothérapeutes publient des résultats absolument identiques, j'en conclus aussi que le régime lactofarineux n'est pas nécessaire pour guérir les entérites. Seconde économie.

Devant le succès financier de tous ces ferments, des centaines de biologistes, chimistes, pharmaciens et autres industriels se sont mis à fabriquer de soi-disant ferments, et à les présenter de la façon la plus aimable ou la plus élégante. Il n'est pas de semaine que nous ne recevions des produits les plus divers baptisés d'un nom qui indique la présence du ferment lactique. Il y en a de liquides, en bouillie, en capsule et même en comprimé. Pauvre bacillus lacticus bifidus, quand on sait d'où tu viens et quelles sont tes mœurs, tu dois être bien gêné dans tous ces récipients, mais se voir incorporé dans un comprimé avec promesse de renaître à la vie une fois remis en liberté dans les prairies bienheureuses et ancestrales de l'intestin, voilà ce qui dépasse ma foi !

Jusqu'à présent, je puis dire qu'*aucune des substances* qui m'ont été présentées comme des ferments ne présentaient exactement les propriétés biochimiques affirmées dans le prospectus qui les accompagnait.

Quelques-unes montraient une certaine volonté de bien faire de la part du fabricant, mais il se heurtait à des difficultés techniques insurmontables. D'autres, par contre, et les plus nombreuses, affichaient un sans-gêne incroyable : un simple mélange de sucre de lait, de bicarbonate de soude, de magnésie ou de phosphate de chaux suffit à l'imposture. On colle sur le flacon une étiquette flamboyante portant un nom se rapportant à la maladie qui doit être guérie, ou l'indication du bacille qu'il est sensé renfermer, et le tour est joué. — Il y a au plus pour dix centimes de marchandise, mais le prix de vente est de 2 fr. 50.

Le dernier venu s'est présenté à moi sous le nom de lactoferment, et sous la forme d'un petit tube rempli d'une masse caséeuse à odeur de fromage assez prononcée.

C'était certainement une masse en fermentation, car une bonne partie du contenu avait suinté autour du bouchon, et des moisissures de toutes sortes s'étaient déjà développées. Nous fîmes des essais pour contrôler le dire du prospectus, et les résultats furent absolument négatifs; la coagulation du lait se faisait mal et pas plus rapidement que celle d'un lait non ensemencé. Et cependant, ce ferment était préparé dans un laboratoire d'où, me dit-on, est déjà sortie une méthode pour guérir la tuberculose et une autre pour guérir le cancer.

J'attends donc encore le ferment conservable, c'est-à-dire celui qui conserve pendant quelques semaines ses propriétés biochimiques, quel que soit le mode d'emballage. Lorsqu'on me l'aura fait parvenir, je serai le premier à vous le signaler.

Continuons à explorer ce domaine de la bacté-riologie, et passons en revue les nombreuses mé-thodes thérapeutiques qu'elle ne cesse de préconi-ser. Les découvertes sensationnelles abondent. Il n'est pas de semaine qu'on ne lance un produit ou un sérum nouveau.

Toutes ces panacées, hélas ! n'opèrent pas long-temps, et on les abandonne avec le même empres-sement qu'on a mis à les accueillir. La crédulité du médecin et du public est sans borne. Il suffit qu'un journal politique annonce qu'un savant éminent vient de trouver le remède curatif de la tuberculose, du cancer ou de la peste, pour que cet illustre savant soit considéré pendant quelques jours, quelques semaines ou quelques mois, comme un sauveur de l'humanité. Et si le prix Nobel est disponible, il risque bien de l'obtenir.

A combien de ces triomphes de la science n'a-vons-nous pas déjà assisté, mais combien aussi était rapide l'effondrement de ces espérances. Il serait ridicule de parler, dans ces cas, de la fail-lite de la science, mais on pourra constater des faillites successives et partielles des savants, ou soi-disant tels, dont les théories mal établies, étaient ruinées au premier contact avec la réalité des faits.

La microbiologie s'est longtemps égarée dans des contrées totalement inconnues de ceux qui avaient pour mission de la guider. Il lui fallait pour guide un botaniste, et c'est un médecin qu'on a pris. Or, le médecin moderne n'était nullement préparé à ces recherches dans le domaine des plantes microscopiques, dans lequel nous devons ranger les microbes. Ses connaissances en botanique, et surtout en physiologie végétale, sont à peu près nulles, et ses connaissances chimiques ne sont guère plus brillantes. Il ne lui restait plus que son imagination, toujours disposée à croire au merveilleux. Il n'en fallait pas davantage pour créer les contes fantastiques de la microbiologie.

S'il avait été le botaniste dont je parle, il aurait immédiatement saisi l'analogie absolue qui existe entre la vie et le développement de ces plantes microscopiques, qui sont les microbes, et les plantes macroscopiques étudiées par le botaniste. Il n'est pas un fait de physiologie végétale qui ne soit commun aux microbes et aux plantes en général. Du reste, la taille ne fait rien à l'affaire ; que la plante soit microscopique ou macroscopique, elle est régie par les mêmes lois biologiques. Il suffisait donc de se servir des mêmes méthodes qui ont servi aux botanistes pour faire l'étude complète du règne végétal, pour arriver à classifier la flore microscopique.

Il fallait donc, en premier lieu, étudier la morphologie du microbe et les transformations successives d'après les milieux de culture, comme l'avait tout d'abord fait le grand botaniste Linné pour les plantes. Puis, cette classification terminée, la chimie chercherait à extraire de ces microphytes les substances actives, comme elle avait isolé autrefois des plantes les alcaloïdes, les gly- cosides et les toxalbumines. Une fois ces substan- ces actives extraites à l'état de pureté, le médecin physiologiste pouvait entrer en ligne pour en étu- dier l'effet sur les animaux d'abord, puis sur l'homme ensuite, comme il l'a fait pour les alca- loïdes.

Au lieu de cette division du travail, le médecin a pataugé dans les plates-bandes de ses cultures, pour arriver à la confusion dans laquelle nous sommes maintenant. Heureusement que nous en- trevoyons une ère nouvelle : la classification des micro-organismes en famille, genre et espèce com- mence à s'établir. Le chimiste ne tardera pas à identifier les substances actives, et alors seule- ment le physiologiste pourra procéder à ses expé- riences. Nous ne verrons plus ces substances changer tous les jours de nom, pour être offertes au clinicien comme des spécifiques de toutes les maladies.

Dans ce domaine de la bactériologie, l'erreur scientifique et la tromperie voulue sont si intime- ment enchevêtrées qu'il n'est pas toujours facile de les démêler. Si nous prenons un des premiers spécifiques antituberculeux recommandé au cli- nicien, nous voyons déjà que le nom de **Tubercu- line,** qui lui avait été donné par R. Koch, n'était pas exempt de tromperie, en ce qu'il pouvait faire croire qu'il s'agissait d'une substance pure et définie. Or, il n'en était rien. C'était tout simplement un extrait de bouillon du bacille tuberculeux ou une infusion dans la glycérine de cultures desséchées. On ne donnerait pas, à une infusion de feuilles de digitale, le nom de digitaline.

Tant que R. Koch tint secret son procédé de fabrication, cette dénomination de « Tuberculine » constituait une tromperie encore plus évidente. Un simple commerçant a le droit de baptiser sa marchandise comme il l'entend, mais un savant sérieux doit se conformer aux règles de la nomenclature scientifique.

La tuberculine de Koch était une substance active, il est vrai, mais complexe et non définie. Le dosage ne pouvait donc en être fait, si ce n'est par l'appréciation de sa toxicité sur les lapins et les cobayes.

C'est en 1890 que cette découverte fut annoncée, et on se souvient de l'émotion qui s'empara alors du monde scientifique; des médecins du monde entier se précipitèrent à Berlin pour assister aux expériences et rapporter dans leur patrie un peu de cette précieuse tuberculine. La plupart revinrent persuadés qu'on tenait enfin le remède spécifique à opposer à la tuberculose. L'effet suggestif s'était fait sentir aussi bien sur les malades que sur les médecins.

Alors que Pasteur livrait généreusement au monde savant tous ses procédés et toutes ses découvertes, les laissant discuter par n'importe qui,

Koch eut la faiblesse d'en vouloir garder le monopole. Si plus tard on a été injuste et cruel envers celui qui avait décelé le bacille tuberculeux, il faut penser que c'est en expiation de la faute commise envers l'humanité.

L'illusion ne fut pas de longue durée. La tuberculine, expérimentée un peu partout, donnait toujours les mêmes réactions sur l'organisme, mais elle ne guérissait plus. Koch eut beau modifier ses procédés d'extraction pour donner la tuberculine nouvelle, la désignant encore avec les lettres TR, TA, TO. Ces dénominations ne lui rendirent pas les propriétés curatives qu'on avait un peu hâtivement affirmées. Elle resta cependant comme moyen de déceler la tuberculose, à cause de la réaction fébrile qu'elle produit chez l'individu atteint de cette infection. La seule découverte de cette propriété eût été suffisante pour immortaliser le savant qui l'avait faite. Si Koch a maintenant une si mauvaise presse, c'est, je le répète, à cause de son manque de générosité lors de sa fameuse pseudo-découverte; mais, sur les ruines de celle-ci, il reste encore de quoi assurer la mémoire de ce savant.

Dès 1890, les fabricants de tuberculine se multiplièrent. Tous employèrent, à peu de chose près, les mêmes procédés d'extraction, obtenant les mêmes produits complexes et les baptisant du même nom de tuberculine, y ajoutant aussi par esprit d'imitation ou de mystère une lettre spécifique.

Ce serait trop long de citer toutes ces tuberculines ayant la prétention de guérir la tuberculose. Du reste, les preuves données de leur activité étaient toujours les mêmes et d'ordre théorique. Elles augmentaient le pouvoir phagocytique; donc elles augmentaient la résistance de l'individu, elles lui aidaient à fabriquer des antitoxines, des anticorps, en un mot elles augmentaient le métabolisme cellulaire.

J'ai toujours remarqué que, lorsqu'on était obligé d'invoquer le métabolisme, c'est-à-dire l'ensemble des changements biologiques et chimiques qui s'opèrent au sein de l'organisme, la chose n'en devient pas plus claire, bien au contraire. Nous pouvons être certains que nous sommes en plein dans le domaine de la fantaisie. Je me méfie tout de suite d'un savant qui emploie ce terme pour expliquer ses expériences. Vous retrouverez ce terme dans les neuf dixièmes des publications sur les tuberculines.

Mais il n'est pas besoin d'opérer avec des tuberculines pour obtenir les mêmes effets et donner les mêmes explications. Nous avons vu Landerer injecter, sous le nom d'*hétol* (encore un masque), du cinnamylate de soude et publier de très nombreuses guérisons de tuberculeux. Les explications qu'il donnait pour expliquer l'action curative de son médicament ne varient pas beaucoup

de celles des fabricants de tuberculine. C'est toujours à la phagocytose et au métabolisme cellulaire qu'il faut l'attribuer. Cette méthode, appliquée pendant une année et demie dans notre service, ne nous a donné que des déceptions, comme
du reste tous les spécifiques antituberculeux es-
sayés jusqu'à aujourd'hui.

Il ne faut pas s'étonner si nous sommes devenus
un peu réactionnaires. Nous avons passé par tant
de désillusions, et nous avons été si souvent trompés dans notre attente, que nous ne sommes plus
si pressés d'introduire dans notre hôpital des méthodes thérapeutiques qui n'ont pas fait leurs
preuves.

Nous n'avons du reste pas le droit de disposer
de nos malades comme d'animaux d'expériences,
pour essayer les effets des tuberculines des fantaisistes savants qui veulent trop rapidement passer du cobaye à l'homme.

Il faut pourtant s'occuper encore de la dernière
venue qui, à elle seule, fait plus de bruit et occupe,
plus que toutes les autres ensemble, la presse politique et scientifique. Elle doit cette grande renommée à son inventeur, le D^r von Behring.

Au Congrès international de la tuberculose, il
annonçait solennellement que ses recherches et ses
expériences sur une tuberculine spécifique étaient
près d'aboutir, mais qu'il ne pouvait donner pour
le moment les résultats définitifs; il fallait attendre pour cela jusqu'au mois d'août 1906. Alors

seulement le remède de la tuberculose serait trouvé.

Il y eut un moment d'émotion et de stupeur. Emotion qui s'empara surtout des tuberculeux auxquels on annonçait la fin prochaine de leurs maux et stupeur de la part des savants qui voyaient annoncer une découverte neuf mois avant son avènement définitif. Pour les uns et pour les autres, neuf mois de gestation, c'est un peu long.

Pasteur nous avait habitués à annoncer ses découvertes plusieurs mois et même plusieurs années après les avoir faites, de manière à pouvoir les contrôler à loisir.

Behring, lui, avec une superbe assurance, devançait les événements. Les journaux politiques accueillirent cette nouvelle extraordinaire avec des articles plus éloquents les uns que les autres, et les interviews et même les communications directes du savant allemand confirmèrent d'une façon précise toutes ces promesses. La courtoisie des savants français fit le reste.

Mais je me demande comment on aurait accueilli à Berlin un savant français qui y serait venu annoncer officiellement, dans un congrès, une découverte escomptée à neuf mois de date; il aurait eu, je crois, une bien mauvaise presse, et il aurait recueilli pas mal de sourires dédaigneux.

Voyons maintenant si cette tuberculine de Behring était bien différente de celle de R. Koch.

Malgré le mystère dont on entoure cette fabrication, elle a toujours pour base l'infusion des bacilles, morts ou vivants, dans la glycerine diluée. Puis, par des procédés de trituration, de centrifugation, de précipitation de substances qu'on considère comme inactives, on obtient encore un liquide complexe, dont la substance active n'est ni définie, ni dosable. On colle sur le flacon une étiquette tuberculine X Y Z., et le médicament est prêt pour être essayé sur l'homme ou les animaux. Mais assez rapidement on a de mauvaises nouvelles sur son efficacité. On remanie le produit, ou bien on essaie des dissolvants divers, au petit bonheur, un peu comme les alchimistes cherchant la pierre philosophale. Un jour, c'est le chloral, un autre jour on fait agir l'eau oxygénée, puis l'eau de Javelle et l'alun. On change alors l'étiquette du flacon et les nouveaux produits, toujours plus purs et toujours plus actifs au dire du fabricant, s'appelleront la *tuberculase*, la *tulase* et le *tulon*.

Dans une conférence que Behring a faite, le 11 décembre 1906, à Stuttgart, en présence du roi, de la reine, des ministres et d'un grand nombre de médecins, il parle d'un *lactintulase*. Au congrès de Paris, il annonçait avec emphase qu'il allait découvrir le remède spécifique; à Stuttgart, il est plus modeste, il commence par déclarer qu'il doute que la tuberculose pulmonaire puisse être souverainement combattue avec sa nouvelle préparation de tulase lactine, mais qu'elle sera un préservatif contre la tuberculose généralisée. Après un éloge de Koch et de ses découvertes, il prétend que ce n'est pas à l'âge viril que l'homme contracte la tuberculose pulmonaire, mais qu'il s'infecte dès son enfance par le lait. Koch accusait la poussière d'être le principal propagateur de l'infection pulmonaire. Behring accuse presque uniquement le lait. Il considère comme une dangereuse sécurité de propager l'idée qu'il est possible de faire disparaître la tuberculose par des lois sanitaires et d'hygiène ainsi qu'en avaient conclu jusqu'à présent les congrès de la tuberculose.

Par contre, il affirme qu'on peut préserver les animaux de l'infection tuberculeuse en leur injectant dans les veines la tulase, ou en la leur faisant absorber par l'estomac. On pourrait immuniser les enfants en traitant la mère au moyen de la tulase. Il ajoute encore que la tulase peut guérir les sujets qui, tout en réagissant à la tuberculine de Koch, sont encore bien nourris et non affaiblis par les privations, à condition que la phtisie ne soit pas encore déclarée. Il faut une certaine dose d'optimisme, pour admettre cette communication en présence d'un parterre de rois et de ministres, comme une confirmation de la découverte du remède spécifique de la tuberculose. Il est cependant des chroniqueurs scientifiques qui en ont été éblouis. Quant à nous, nous la considérons comme une annonce de faillite. On nous promettait la guérison de la tuberculose, et par là nous entendions surtout la tuberculose pulmonaire, et on nous annonce que cela n'est pas possible, mais qu'on va essayer d'immuniser nos enfants en donnant de la tulase à la mère. Toute cette mise en scène scientifique se termine comme un prospectus de marchand de spécialités : « Achetez mon spécifique; seul il guérit ! »

Mais, objecterons-nous, comment pouvez-vous affirmer ces propriétés immunisantes? Comment avez-vous eu le temps de procéder sérieusement aux expériences de contrôle, lorsqu'en moins d'une année, après les tuberculines diverses, on annonce la tuberculase, la tulase, le tulon et la lactintulase? Ou bien le remède était-il toujours le même et avez-vous seulement changé les noms?

Quant à nous, médecins praticiens, nous mettrons plus de temps pour vérifier l'efficacité de cette découverte. Et comment ferons-nous pour distinguer ceux qui ont été immunisés par la tuberculose de ceux qui n'étaient quand même pas prédisposés à la tuberculose?

Ces expériences, nous dit-on, n'ont pas été vérifiées sur l'homme, mais celles qui ont été faites sur un nombre considérable d'animaux sont absolument probantes.

Behring a fait la même déclaration pour la vaccination antituberculeuse du bétail. La valeur de cette découverte a-t-elle été confirmée par la pratique? Non. Lisez les travaux des vétérinaires,

tous concluent que la méthode actuelle de bovo-
vaccination antituberculeuse préconisée par von
Behring reste inefficace et sans valeur pratique.
Par les différents procédés utilisés jusqu'à ce jour,
on renforce la résistance des sujets mis en expérience, mais on ne fait pas de vaccination pratique. Et nous, qui ne pouvons pas faire sur nos
enfants les mêmes expériences de contrôle que les
vétérinaires font sur leurs veaux, nous devrions
attendre vingt ou trente ans pour arriver aux mêmes conclusions. Comment ne pas devenir sceptique et méfiant quand on assiste à des désastres
pareils.

Plus est grande la renommée du savant qui annonce une découverte, plus grande aussi est la
désillusion lorsque cette découverte ne se confirme
pas. Pourquoi les expériences de laboratoire de
Pasteur et de Duclaux, si même elles n'ont pas
toujours tenu toutes leurs promesses, n'ont-elles
au moins jamais produit d'aussi tristes désillusions? Tout simplement parce qu'elles étaient faites avec une probité scientifique qui devient de
plus en plus rare. La gloire de ces deux illustres
savants français ne sera jamais ternie parce que,
précisément, ils n'ont travaillé ni pour la gloire,
ni pour les honneurs, mais seulement pour la satisfaction de découvrir des faits positifs.

Que les savants de tous les pays, travaillant
dans les somptueux laboratoires modernes, veuil-
lent bien s'inspirer de leurs méthodes, et il est

probable que nous, les cliniciens, qui devons bénéficier de leurs découvertes, nous serons moins
souvent obligés de leur dire qu'ils se sont trompés.

Dans cette question des tuberculines, il y a une
erreur fondamentale; la tromperie consisterait à
continuer à laisser croire aux pauvres tuberculeux
qu'il existe une tuberculine capable de les guérir.
Et cependant, actuellement, il n'est pas de centre
scientifique, petit ou grand, qui ne compte au
moins un inventeur d'une tuberculine active. Ce
savant modeste groupe autour de lui un certain
nombre de partisans, laïques ou scientifiques, et si
vous n'adoptez pas sa tuberculine, vous passerez
pour un médecin qui n'est plus au courant des découvertes modernes. J'en ai fait l'expérience et les
bonnes petites calomnies ne m'ont pas épargné.
Je ne m'en porte du reste pas plus mal.

La lecture des derniers travaux (1910) sur l'action des soi-disant tuberculines ne nous a pas fait
découvrir d'arguments nouveaux. C'est plus souvent un étalage de théories et de suppositions telles qu'on les trouve dans les ouvrages des médecins homéopathes.

Après avoir employé les tuberculines à dose
massive, on les a préconisées à doses infinitésimales et même à des solutions semblables à celles
employées par l'homéopathie.

Les discussions entre fabricants et marchands
de tuberculines sont intéressantes à suivre, mais
elles ne nous redonnent pas la confiance dans ce

moyen thérapeutique. En général A. affirme que sa tuberculine est cent fois plus active ou toxique que celle de B. et il conclut que son pouvoir curatif est en proportion. Tandis que B. dilue son produit à l'infini, A. en donne des doses à faire frémir les physiologistes.

Dans les cas où B. donnerait quatre milligrammes de sa tuberculine, A. en donnerait 20,000 grammes.

De toutes ces discussions et de ces expériences sur les animaux et sur l'homme, nous pouvons conclure que ces soi-disant tuberculines sont de nature très diverses, mais qu'elles n'ont pas sur l'homme un effet toxique aussi énergique qu'on le croyait, en considérant leur pouvoir thermique.

Ce ne qui varie pas beaucoup, c'est le prix de la drogue, qui se maintient très élevé. Les fabricants de tuberculine homéopathiquement diluée font surtout de très belles affaires.

J'ai calculé qu'avec une dose de tuberculine Koch coûtant 5 francs, on pouvait préparer pour 28,000 francs de ces tuberculines homéopathiques, vendues à 3 francs le flacon de 10 centimètres cubes.

En 1908, le Dr Calmette (de Lille) présentait à l'Académie de médecine de Paris un travail sur *l'ophtalmo-réaction à la tuberculine et son rôle dans la défense sociale antituberculeuse.* Il y soutenait que l'inflammation réactive provoquée sur la conjonctive par l'application d'une dilution de tuberculine permettait de reconnaître avec une exactitude presque absolue et sans le moindre danger l'existence de lésions tuberculeuses en évolution, alors que celles-ci ne se manifestent encore par aucun signe clinique apparent.

Il proposait immédiatement d'appliquer l'ophtalmo-réaction pour déceler la tuberculose latente et d'arrêter, ainsi qu'il s'exprime, sur le seuil des écoles normales d'instituteurs et aussi des grandes écoles de l'Etat, et même de l'armée et de la marine, les sujets qui auraient réagi à la tuberculine.

Heureusement que l'Etat prit le temps de la réflexion avant d'imposer au peuple cette expérience diagnostique, car il ne fallut pas longtemps à la clinique pour démontrer tout ce qu'elle avait d'exagéré dans ses indications et ses conclusions.

Dans mon service, j'observais après deux ou trois mois d'expériences, que la plupart des neurasthéniques adultes (non tuberculeux) présentaient l'ophtalmo-réaction positive, et qu'un certain nombre de tuberculeux avérés ne la présentaient pas. En outre, cette expérience n'était pas sans danger, car les oculistes signalèrent bientôt un grand nombre de conjonctivites graves à la suite de l'application de la tuberculine. — Encore une fois, la clinique faisait un heureux contrepoids à la science de laboratoire, et l'ophtalmo-réaction est abandonnée par les cliniciens.

Passons maintenant en revue les nombreux **Sérums** préconisés par les savants de laboratoire, et préparés en grand par l'industrie bactériologique et chimique.

Là, nous avons le choix, car il en existe pour toutes les maladies.

Vous savez que, pour produire les sérums thérapeutiques, on injecte aux animaux, soit des microorganismes, soit des toxines. L'organisme animal se défend contre cette intoxication répétée, en fabriquant un contre-poison qu'on retrouve dans le sérum sanguin, et qui pourra nous servir thérapeutiquement si nous l'employons pour combattre, chez l'homme, la maladie dont ce sérum est l'antidote.

A vrai dire, nous ne connaissons, pour le moment, la nature chimique d'aucun de ces spécifiques, et on n'a pas encore pu les extraire à l'état de pureté. Ils ne nous sont connus qu'en dissolution dans le sérum, ou mélangés à des poudres organiques de composition très complexe.

Comme il arrive toujours lorsqu'une substance n'est qu'imparfaitement connue, elle sera désignée par des noms qui varieront souvent et qui, en général, porteront la marque des théories en cours. Nous avons les *toxines* et les *antitoxines*, avec les *toxones*, les *toxalbumines*, les *toxipeptones*, les *opsonines*, les *antigènes*, les *anticorps*, etc. J'en omets sans doute plusieurs, car les savants sont très ingénieux quand il s'agit de trouver un nom pour leur produit préféré ou pour échafauder leurs théories.

Je ne cite que pour mémoire les innombrables *lysines* et *phagines* préparées par les marchands de spécialités pharmaceutiques, ayant la prétention de nous débarrasser de parasites microorganiques.

Ces tromperies de charlatans sont inévitables et le bon public en est, dans une certaine mesure, responsable.

J'ai suivi autant qu'il m'a été possible la genèse de ces expériences de laboratoire sur la sérothérapie, et j'ai été convaincu qu'il y avait là des faits remarquables, qui auraient à jouer un rôle considérable dans la thérapeutique humaine.

Les découvertes de sérums spécifiques se multipliaient bien un peu rapidement, me semblait-il, mais elles étaient accompagnées d'expériences si probantes qu'il fallait bien y croire.

Depuis quelques années les laboratoires de sérothérapie lient partie avec des maisons de commerce chargées de vendre les produits préparés par les savants microbiologistes — actuellement on appelle cette symbiose entre savants et marchands, un institut — et le nombre de ces institutions augmente tous les jours.

La partie scientifique est le plus souvent traitée avec conscience, mais il faut se méfier de l'enthousiasme de la partie commerciale qui aura toujours une tendance à lancer d'une façon exagérée les produits sortant de ses laboratoires. A notre avis, cette association de savants de laboratoire et de commerçants aura une action déplorable, si la réclame continue à exagérer les propriétés curatives des produits fabriqués dans ces trop nombreux instituts.

Un coup d'œil jeté dans le panier à papier du médecin renseigne déjà sur le cas qu'il fait des prospectus distribués à foison pour vanter des sérums capables de guérir toutes les maladies connues — ou, ce qui est encore plus sûr, de les prévenir.

En effet, une évolution se produit dans l'activité de ces instituts; on préfère maintenant vanter les propriétés préventives de sérums, la preuve clinique étant plus difficile à faire, que le contrôle de l'action curative. — L'Orient consomme une quantité énorme de ces produits immunisateurs contre le choléra, la peste et autres maladies infectieuses.

Diphtérie.

Les expériences de laboratoire de Behring et Kitasato (1890) avaient démontré que le sérum d'un animal vacciné contre la toxine diphtérique neutralise celle-ci *in-vitro,* et qu'injecté à un autre animal, il rend ce dernier réfractaire au poison diphtérique. Le sérum des animaux ainsi vaccinés était donc antitoxique.

Au congrès de Budapest (septembre 1894), Roux fit connaître sa méthode pour obtenir le sérum antidiphtérique. Il obtenait l'immunisation du cheval en injectant des doses progressives de toxine iodée, puis de toxine pure. Après deux ou trois mois de ce traitement, le sérum du sang de ces chevaux possédait les propriétés préventives et curatives vis-à-vis de la diphtérie.

Remarquons d'emblée que le mot de *toxine* cachait et cache encore une substance que personne n'est pour le moment parvenu à identifier. Son dosage pharmacologique est donc impossible, et on se sert, pour apprécier sa puissance, de son effet toxique sur le cobaye.

La plupart des expériences de contrôle avaient été faites sur les animaux.

C'était donc une expérience de laboratoire très importante et pleine d'avenir, mais qui demandait à être contrôlée et confirmée par l'*expérience clinique*.

Pour être valable, celle-ci devait durer plusieurs années, et c'est seulement maintenant que le clinicien peut jeter un coup d'œil sur les résultats obtenus, et tirer quelques conclusions de l'expérience faite.

Il y a un grand intérêt, comme je l'ai déjà dit, à bien séparer ces deux domaines de l'expérimentation.

Le clinicien a un urgent besoin du savant de laboratoire, qui éclaire sa route et lui signale tous les plus petits phénomènes scientifiques pouvant lui être utiles dans sa pratique médicale.

Mais ce savant de laboratoire, qui n'est pas, en général, ou qui n'est plus un clinicien, doit bien se garder de vouloir tirer lui-même des conclusions thérapeutiques définitives des faits observés chez ses animaux d'expériences, lorsqu'il s'agit de leur application à l'homme malade.

Cette tâche est uniquement réservée au clinicien, qui s'efforcera, dans ses observations, d'appliquer une méthode aussi rigoureuse et aussi loyale que celle mise en œuvre par l'expérimentateur scientifique.

C'est à cette tâche que nous nous sommes consacrés depuis plusieurs années, soit dans la clientèle particulière, pour commencer, soit dans notre service d'hôpital dès l'année 1898.

Et c'est cette expérience clinique que nous allons essayer d'exposer avec ses résultats actuels. Si ceux-ci ne concordent pas avec les promesses enthousiastes des savants illustres auxquels on doit le sérum antidiphtérique, je suis, pour ma part, le premier à le regretter et à espérer, quand même, qu'il résultera un jour, de tout ce travail acharné, une conquête thérapeutique définitive.

Je m'empresse aussi d'ajouter que ces conclusions ne sont valables que dans les limites du cadre dans lequel elles ont été faites. Je vais du reste vous exposer brièvement les conditions exactes de mon expérimentation clinique. Il me semble qu'elle a d'autant plus de poids et de sérieux qu'elle ne dépend pas uniquement d'une seule personnalité. Il faut toujours, dans une certaine mesure, se méfier de son unique manière de voir.

Les malades entrent dans notre pavillon dès l'âge de sept ans. Ils nous sont envoyés par les médecins de la ville et des environs, qui ont donc fait un premier diagnostic. Cette première condition implique déjà une certaine gravité dans l'état du malade, le médecin n'envoyant en général que des cas d'angine qu'il ne désire pas garder sous sa responsabilité. Nous pouvons donc en conclure que si nos cas ne sont pas très nombreux, ils ne comprennent aucun de ces cas d'angine simple, dont si souvent, ces dernières années, la guérison a été attribuée au pouvoir spécifique du sérum antidiphtérique. En effet, tous les cas envoyés à l'hôpital sont graves.

Depuis leur réception au pavillon par le chef de clinique, en passant par les externes et les internes chargés de prendre l'observation et la sœur infirmière qui note la température, jusqu'à moi-même qui dirige le traitement, nous voyons que chacun, dans les limites de ses attributions, apporte sa part de coopération à l'œuvre de la guérison.

Notre conclusion ne peut donc être le résultat d'une vue et d'une appréciation particulière. Après ce contrôle du diagnostic clinique et du traitement, nous avons le contrôle du diagnostic bactériologique, qui se fait toujours par les soins du bactériologue attaché au laboratoire cantonal du contrôle des denrées et boissons, établissement complètement indépendant de notre institut clinique.

Les autopsies sont exécutées sous les ordres du directeur de l'Institut pathologique, tandis que la statistique des morts et des guéris est faite par les soins du bureau de la direction de l'hôpital, avec les données du chef du service médical. On pourrait bien difficilement exiger un contrôle plus complet et des conditions meilleures d'authenticité.

En 1895, j'étais un partisan si convaincu de l'effet spécifique du sérum qu'un de mes enfants ayant contracté la diphtérie, je n'hésitais pas à l'injecter aussitôt que le diagnostic fut certain.

Les doses employées furent d'abord celles indiquées par Roux, c'est-à-dire 10 à 20 cc.; puis, peu à peu, on les augmenta, sans cependant dépasser 60 cc.

Nous avons vu des auteurs recommander les fortes doses de 100 à 150 cc. Un médecin de ma connaissance en a même injecté 300 cc. au même malade, dans un assez court espace de temps, sans provoquer d'accident.

Nous avons souvent observé cette variabilité dans la fixation des doses des divers sérums. En moyenne nos malades en ont reçu de 30 à 40 cc.

Mais nous n'avions pas abandonné pour cela le traitement local, et voici comment il se pratique :

Dès l'arrivée du malade, après avoir recueilli

une partie de l'enduit amygdalien pour la recherche bactériologique, on écouvillonne les amygdales et le voile du palais mou, avec un petit tourillon de coton imbibé de la solution suivante :

Rp. Liq. ferri sesquichlorat.	Perchlorure de fer liquide.
Alum. pulv.	Alun en poudre.
Acid. boric. ââ 3,0.	Acide borique de chaque 3,0.
Glycerin. 30,0.	Glycerine 30,0.
M. F. solut.	Faire dissoudre à chaud.

Pour les premiers jours et aussi longtemps que les fausses membranes se reforment, ce badigeonnage se fait toutes les deux heures; puis, lorsqu'une amélioration se produit et se maintient, on se contente de badigeonner trois ou quatre fois par jour.

Entre temps, le malade se rince très souvent la bouche et se gargarise avec de l'eau aromatisée par le mélange suivant :

Rp. Tinct. guayaci ⎱ aa	Teinture de gayac, 30,0.
Tinct. ratanhae ⎰ 30,0	Teinture de ratanhia 30,0.
Tinct. myrrhae 10,0.	Teinture de myrrhe 10,0.
M. D. S. : 1 cuillerée à café dans un verre d'eau.	

En cours de traitement, ayant cru observer des effets d'à côté, attribuables aux injections du sérum (exanthème, éruption, albuminurie avec cylindres, syncope, arthralgies, furonculose, etc.); je ne prodiguais ce sérum qu'aux cas qui me paraissaient les plus gravement atteints.

Puis, petit à petit, je pris pour règle de commencer par le traitement local, et si je voyais que le second jour les signes locaux diminuaient, je n'injectais pas. C'est ainsi que je suis arrivé à constater que mes malades guérissaient le plus souvent sans qu'il fût nécessaire de leur appliquer le sérum antidiphtérique.

Dès l'année 1903, le nombre des injectés est presque nul. Des malades qu'autrefois je considérais comme gravement atteints guérissaient par le seul traitement local; je n'avais donc pas à utiliser les propriétés spécifiques d'un sérum. Actuellement, je n'injecte plus que les croups, parce que, dans la diphtérie laryngée, le traitement local ne peut être employé et que l'infection descend généralement assez bas dans l'arbre bronchique. Je n'ai donc pas d'autre recours que l'application du sérum, comptant toujours sur les vertus spécifiques. Malheureusement, je dois dire que la plupart des morts signalés dans ma statistique sont des croups d'emblée, auxquels les injections de sérum n'ont cependant pas été épargnées.

Aujourd'hui (1910), la plupart des cliniciens affirment que le sérum antidiphtérique n'a aucune action sur les cas de croup.

Voyons les *résultats* de ce traitement.

A la fin de l'année, le nombre des malades traités s'élevait à 589 avec 17 morts, ce qui donne une proportion de 2,9 % de mortalité. — Si nous comparons ce chiffre à celui de la plupart des statistiques que nous avons sous les yeux, nous ne pouvons nous empêcher de le trouver très favorable à notre démonstration. Et cependant nous n'avons pas éliminé de nos morts ceux qui sont entrés dans le service *in extremis,* et qui sont décédés quelques heures après, sans qu'on ait pu appliquer de traitement.

Sur les 404 *non injectés,* il n'y a eu que 2 morts; ce sont ces deux derniers qui, arrivés *in extremis,* n'ont reçu aucun traitement et sont morts quelques heures après leur arrivée. Sur les 185 *injectés,* 15 sont morts, ce qui fait la proportion habituelle de 8,1 %.

L'infection diphtérique est plus grave chez l'enfant en-dessous de 7 ans, surtout à cause de l'étroitesse des voies respiratoires laryngées, et du croup toujours menaçant. Mais, d'un autre côté, il ne faut pas oublier que l'enfant reçoit une dose de sérum antidiphtérique relativement beaucoup plus considérable que l'adulte. Ainsi, si on injecte à un enfant de 3 ans, pesant 12 kilos, 50 cc. de sérum, cela représente, pour un adulte de 70 kilos, une dose de 300 cc. La gravité de l'intoxication devrait donc être compensée par la dose plus grande d'antitoxine. Or, on ne remarque rien de semblable.

Voyons maintenant si on peut se rendre compte de l'action du sérum sur la marche de la maladie.

Comme dans toute maladie infectieuse, nous devons surtout considérer la courbe de la température, car elle est la manifestation la plus facilement appréciable de l'infection.

Pour faire cette observation, nous avons relevé

la courbe de température de chaque malade pendant les quinze premiers jours, et nous en avons fait de grands tableaux, de manière à avoir un coup d'œil d'ensemble, d'un côté les injectés et d'un autre les cas n'ayant pas reçu d'injection.

Pour l'observateur impartial et non prévenu, il n'est pas possible de trouver une différence caractéristique entre les courbes des injectés et des non injectés.

J'ai souvent fait l'expérience de montrer à un confrère non renseigné ces tableaux de courbes, en lui demandant de me désigner celles qui appartenaient aux injectés. Le plus souvent, il se trompait et me signalait le tableau des non injectés.

Dans nos observations, la courbe de température n'est pas influencée par l'injection de sérum antidiphtérique, qui cependant devrait avoir une influence antithermique s'il avait vraiment des propriétés antitoxiques.

D'après nos courbes, la marche de la maladie n'est influencée ni dans un sens ni dans un autre. Le plus ou moins de durée de l'évolution dépend des circonstances ordinaires, beaucoup plus que de l'application du sérum. Tous nos *non injectés* guérissent dans une moyenne de 6 à 8 jours.

Ce qui avait frappé le plus les observateurs après les injections de sérum, c'était la facilité avec laquelle les fausses membranes se détachaient. J'en avais aussi été bien souvent impressionné, et j'attribuais ce phénomène à une réelle action spécifique du sérum. Mais, petit à petit, j'observai fréquemment le même phénomème chez les non injectés, et bien souvent je le fis remarquer aux assistants en leur disant que si ce détachement des fausses membranes avait suivi l'injection, nous n'aurions pas manqué de le mettre à son bénéfice.

Comme *complications*, nous n'avons pas remarqué plus de névrite diphtérique dans un cas que dans l'autre. Elles ont du reste été très rares. Mais chez les injectés, nous avons plus souvent constaté les effets secondaires déjà signalés plus haut: des exanthèmes, de la furonculose, des abcès, des œdèmes persistants. Et, comme je l'ai déjà dit, ce sont ces accidents qui m'ont rendu circonspect dans l'emploi du sérum.

J'ai vu aussi quelquefois ces accidents durer pendant plusieurs mois, soit sous forme d'abcès, soit sous la forme d'une certaine cachexie avec arrêt de développement. Cela est-il dû à l'influence de l'intoxication diphtérique sur les centres trophiques, ou à l'influence de l'intoxication par le sérum, car il ne faut pas oublier que l'introduction dans le sang d'albumines hétérogènes a toujours un effet toxique sur l'albumine circulante du sérum sanguin.

Actuellement nous connaissons mieux les inconvénients et même le danger qu'il y a à introduire dans le sang de l'homme le sérum d'une autre espèce animale.

Ces accidents avaient déjà été signalés lorsqu'on pratiquait la transfusion du sang de mouton à l'homme, et c'est ce qui avait fait abandonner complètement cette méthode thérapeutique.

Voilà pourquoi le clinicien ne peut être complètement satisfait de l'emploi thérapeutique des sérums en injection sous-cutanée.

La substance active que, sans la connaître, on a bien voulu nommer toxine, est pour ainsi dire noyée dans une foule de substances, dont les effets peuvent aussi être nuisibles à l'homme. Nous n'auront un réel bénéfice de toutes ces nouvelles découvertes de la microbiologie, que lorsque les substances actives auront été isolées, et qu'après les avoir étudiées physiologiquement, on pourra mieux les doser.

Voilà pourquoi il ne faut pas toujours emboîter le pas aux trouvailles de laboratoire, et admettre que le moindre effet physiologique observé à la suite d'injection de toxine peut être considéré comme un effet thérapeutique salutaire.

Il en a été ainsi pour la plupart des sérums, et pour le sérum antidiphtérique, la notion de son action spécifique est si profondément ancrée qu'il semble qu'on commet un crime de lèse-science si on la met en doute, ou même si on veut la remettre en discussion.

On compare souvent la gravité de la diphtérie avant la période du sérum et après la découverte de ce dernier. La mortalité était plus grande, dit-on. Je ne le crois pas, car les grandes statistiques que j'ai sous les yeux ne sont pas très probantes. Le pour cent de mortalité par diphtérie avait déjà beaucoup baissé avant l'avènement du sérum anti-diphtérique. Dans la plupart des grands centres, la courbe de mortalité est en décroissance régulière dès 1890; elle continue à baisser jusqu'en 1894, et dès lors on attribue cet abaissement à l'action spécifique du sérum.

Il ne faut pas oublier que, si le pour cent de la mortalité relative a beaucoup baissé, c'est qu'on a traité par le sérum antidiphtérique à peu près toutes les angines. Sitôt que le médecin voyait un petit point blanc sur la gorge, il faisait ce qu'on appelait une inoculation, et le cas comptait parmi les diphtéries guéries. Combien de jeunes médecins m'ont-ils avoué qu'ils injectaient toutes les angines pour qu'on ne pût pas leur faire de reproche d'imprévoyance.

La proportion des morts par diphtérie comparée au chiffre de la population était aussi en décroissance, avec de brusques augmentations à certaines années.

Ainsi, pour la Suisse, il est en 1892 de 3,83 pour 10,000 habitants; en 1895 de 3,30; en 1898 de 3,19; en 1899 de 3,39; puis il baisse de nouveau.

D'autres font remarquer qu'on est beaucoup moins souvent obligé de faire des trachéotomies. Cela, je me l'explique encore, parce qu'on fait plus souvent le tubage, qui réussit 9 fois sur 10.

Puis, croyant posséder dans le sérum un remède spécifique, on est beaucoup moins souvent tenté qu'autrefois d'agir par un moyen énergique. Le médecin, qui avait l'esprit chirurgical, était tout disposé à pratiquer la trachéotomie au premier symptôme d'asphyxie. On faisait donc beaucoup de trachéotomies inutiles, comme je l'ai souvent constaté moi-même, puisque j'ai vécu cette période-là.

Aujourd'hui, la famille et le médecin sont tranquilles ; l'injection a été faite, il n'y a plus qu'à attendre patiemment qu'elle opère. Pendant ce temps, le cycle évolutif suit son cours, une détente se produit et le malade échappe à une trachéotomie, qui souvent aurait été faite, sans la sécurité donnée par l'emploi du sérum.

Bien des trachéotomies ont été faites pour une dyspnée ne provenant pas du larynx, mais de l'encombrement du pharynx et des fosses nasales.

Comme *conclusion*, j'attire l'attention des médecins sur la nécessité de continuer à traiter localement la diphtérie pharyngée d'après le procédé que j'ai décrit plus haut et qui me donne de si bons résultats à l'hôpital.

Espérons que les chimistes physiologistes ne tarderont pas à isoler les substances actives contenues dans les nombreux sérums qui nous sont offerts par les industriels de tous genres. C'est seulement lorsque ce résultat aura été obtenu que la clinique pourra compter sur des effets thérapeutiques certains, la dose active étant mieux étudiée.

Pour le moment, ne nous laissons pas trop suggestionner par les propriétés curatives problématiques des sérums.

Vous avez pu voir dans les nombreux journaux médicaux que le sérum antidiphtérique a été employé avec succès dans une foule de maladies les plus hétéroclites et toujours avec succès. On donnait pour explication que le sérum est un stimulant de la phagocytose; théorie qu'il est bien difficile de prouver ou d'infirmer.

Nous avons entendu un oculiste qui vantait son emploi dans la diphtérie de l'œil, prétendre qu'après la première injection tous les bacilles de Löffler avaient disparu, il ne restait plus que des streptocoques sur la conjonctive. Quelques jours après je lisais une communication d'un autre oculiste qui avait employé avec non moins de succès ce même sérum pour combattre une conjonctivite purulente à streptocoques; après la première injection tous ces streptocoques avaient disparu et la malade guérit très rapidement. Comment ne pas devenir sceptique après des démonstrations aussi contradictoires.

Au point de vue prophylactique, l'action de ce sérum est actuellement très controversée. Les preuves de son efficacité préventive ne pourront être données qu'après une très longue observation des épidémies, et lorsque tous les résultats seront connus. Voici une petite contribution à l'étude de cette question, observation personnelle. En 1908, une femme de 33 ans, allaitant un enfant de 7 mois, est atteinte de diphtérie. Le médecin ne la voit que le quatrième jour de sa maladie et lui injecte 10 cc. de sérum. Elle continue à allaiter son enfant, et deux autres de 5 et 7 ans sont avec elle dans la même chambre. Aucun des trois enfants ne contracte la diphtérie. La mère guérit et présente une paralysie du voile du palais, preuve que c'était bien de la diphtérie. Si on avait fait une injection préventive, nul doute qu'on aurait attribué à celle-ci des vertus prophylactiques.

Le **sérum antistreptococcique** a la prétention de combattre, nous dit le prospectus de l'Institut bactériothérapique de Berne, les infections aiguës, telles que la fièvre puerpérale, l'érysipèle, les complications de la scarlatine, les angines, les arthrites, les phlegmons, la pyemie, puis les streptomycoses chroniques, comme par exemple les infections mixtes de la tuberculose pulmonaire et tout spécialement le rhumatisme.

D'autres instituts offrent la même panacée sous l'ingénieuse dénomination de *sérum polyvalent.* Je suppose que ce nom suggestif est pour beaucoup dans le succès qu'il a obtenu en chirurgie; c'est comme qui dirait le sérum à toute sauce des chirurgiens.

Si ces prospectus disaient vrai, nous serions donc maîtres de la plupart des causes de suppuration. Il ne faudrait pas une longue enquête dans les services d'un hôpital pour voir que ces promesses sont absolument fallacieuses, et que tous les sérums polyvalents employés jusqu'ici n'ont jamais arrêté une fièvre puerpérale ou un phlegmon.

Pour ma part, j'en ai essayé quelquefois dans des cas de septicémie chronique, sans jamais obtenir le moindre résultat, ni sur la courbe de la température, ni sur la marche de la maladie. Et cependant, c'est surtout dans ces cas qu'on devrait pouvoir compter sur l'action spécifique de ces sérums.

Le triomphe des fabricants de sérum antistreptococcique est son emploi dans l'*érysipèle*, où son action serait absolument sûre.

Nous recevons chaque année, dans notre service d'hôpital, un assez grand nombre d'érysipèles de toute nature et à tous les degrés de gravité.

J'ai fait dresser un tableau des courbes de température de *tous* les cas traités, pendant une certaine période dans le service par le traitement ordinaire, c'est-à-dire la purgation à l'*Infusum sennae composit.* de la Pharmacopée helvétique, et les applications de pommade à l'essence de Wintergreen et acide salycilique (10 %).

Si vous jetez les yeux sur ce tableau, vous conviendrez qu'il pourrait très bien servir de réclame à un marchand de sérum polyvalent, et cependant aucun de ces cas n'a été injecté. Je n'ai pas employé ce moyen thérapeutique, parce que je voyais depuis trop longtemps les érysipèles évoluer normalement et le plus souvent guérir en quelques jours, et je me disais que le mieux serait peut-être l'ennemi du bien.

Dans ce tableau, nous remarquons des tracés de température de toutes formes. Il y en a avec des chutes brusques de 3^0 ou 4^0, qui auraient démontré l'efficacité et la spécificité du sérum, s'il avait été employé. — D'autres températures tombent en lysis, ainsi que le veut la théorie de la sérothérapie. D'autres encore font des chutes brusques, puis remontent le lendemain, pour revenir à la normale 24 heures après. Dans ces cas, on aurait pu injecter une nouvelle dose de sérum à chaque hausse de température, et l'on aurait cru encore à une action spécifique.

Les rares cas de mort se sont généralement produits chez des alcooliques invétérés, avec cirrhose du foie avancée.

Si j'ai fait dresser ces tableaux, c'est dans l'espoir de provoquer l'expérience contradictoire, sous la forme d'un même tableau d'érysipèles, injectés par un sérum spécifique. Je ne mets à l'expérience qu'une condition : c'est qu'il ne soit pas fait un choix, mais que les feuilles de température de *tous les malades*, traités pendant un laps de temps connu, soient représentées.

Une expérience pareille aura toujours plus de valeur que les réminiscences de cas particuliers, qui servent le plus souvent dans les discussions des sociétés médicales.

Le sérum antitétanique me semble perdre d'année en année ses partisans de la première heure, même parmi les vétérinaires.

Les prospectus des instituts intéressés nous le représentent bien encore comme un moyen curatif certain, mais pour cela il faut des conditions d'injections spéciales qui échappent à nos moyens de contrôle; souvent l'injection arrive trop tard, ou bien la dose est trop faible. Pour être sûr de son action, il faudrait en injecter une quantité équivalant au $^1/_{10}$ du poids du corps de l'animal en expérience. Si donc cet animal est un homme de 70 kilos, il faudrait à peu près 7 litres de sérum antitétanique. Un peu effrayé par cette énorme dose, je consulte le prix-courant de la maison, et je constate que 10 cc. du précieux sérum coûtent 10 fr. Le traitement rationnel, et peut-être incertain dans ses résultats, reviendrait à 7000 fr.

C'est ce qu'on pourrait appeler faire marcher le commerce, mais cela dépasse les moyens des garçons d'écurie, dont la corporation est la plus souvent atteinte. Il est vrai qu'on s'en tire à meilleur marché quand on s'enhardit à injecter le sérum directement dans le cerveau. L'homme, nous dit le prospectus [1], supporte parfaitement

---

[1] Gardons précieusement ces prospectus ; ils feront la joie de nos descendants dans la carrière médicale.

bien les injections intracérébrales. On perfore la calotte crânienne à l'endroit voulu, et on introduit une aiguille dans le ventricule latéral, puis on injecte 10 cc. de sérum antitétanique, qui s'écoulera immédiatement par le trou de Mor o et le canal central jusque dans le quatrième ventricule. Si cette intervention n'est pas suffisante, on recommande de recommencer de l'autre côté.

J'ignore si ce procédé a été souvent appliqué et s'il a donné d'heureux résultats; le prospectus n'appuie pas. Mais je me souviens des déplorables résultats obtenus il y a quelques années, lorsqu'on faisait l'injection du sérum dans l'espace sous-arachnoïdien. Je crois bien que les plus hardis chirurgiens ont renoncé à cette intervention.

Dès lors le procédé d'injection dans les ventricules latéraux a disparu du prospectus de l'Institut qui le recommandait (1910).

Le mode d'emploi qui accompagne les flacons de sérum antitétanique de Paris dit très nettement que le sérum n'a aucune action sur les cas de tétanos aigus, et qu'il ne faut attendre un effet utile que dans les cas chroniques. Or nous savons par expérience clinique que ceux-ci guérissent aussi le plus généralement avec les méthodes ordinaires.

Quant à moi, j'ai bien injecté quelques tétaniques, mais leur nombre restreint ne me permet pas de tirer des conclusions définitives. Les uns sont morts, les autres ont guéri, comme je l'ai remarqué chez d'autres malades traités par les moyens ordinaires, et je n'ai jamais pu constater une action réelle sur la marche des symptômes. Il est vrai que je m'étais contenté d'une dose de - 40 à 50 cc.

Si l'action curative est problématique, l'action préventive serait absolument certaine, et, contradiction bizarre, il suffirait d'une injection sous-cutanée de 10 cc. de sérum pour conférer une immunité de 4 à 6 semaines; aussi ne doit-on pas hésiter à l'appliquer chez l'homme dans tous les cas de blessures contuses, par écrasement, compliquées de fractures, particulièrement quand elles sont souillées par la terre, la vase ou des corps étrangers ayant été en contact avec le sol, le fumier, etc.

Si on voulait suivre à la lettre ces bons conseils, il faudrait au moins une fabrique de sérum antitétanique par chef-lieu de district.

Cependant, je crois bien qu'une bonne partie des sociétés françaises contre les accidents exigent l'injection préventive de sérum antitétanique dans toute plaie contuse. Je ne me permettrai pas de donner une opinion sur cette méthode préventive, puisque je ne l'ai jamais appliquée, mais je ne puis m'empêcher de citer celle du Dr Henri Secrétan, médecin officiel d'une compagnie suisse d'assurances contre les accidents. Son livre sur l'assurance contre les accidents, observations chirurgicales et professionnelles, est plein de bonne science pratique et de bon sens ; il devrait être lu par tout jeune médecin au début de sa pratique.

Il vaut la peine de citer *in extenso* un paragraphe de la page 191 :

« Deux mots sur les *injections préventives de* « *sérum antitétanique.* Je n'en ai jamais fait, et je « n'en fais jamais.

« Sur environ douze mille blessés soignés à ma « policlinique, parmi lesquels bon nombre de gens « d'écurie, *je n'ai jamais vu un seul cas de tétanos.*

« Le seul cas de tétanos que j'aie vu chez un « assuré était soigné par un de mes collègues, et « j'ai été chargé de le voir comme expert. Il s'agit « d'un cocher tombé de son siège, qui s'était écor- « ché les jambes.

« Mon distingué confrère, qui pratique dans cer- « tains cas l'injection antitétanique préventive, lui « avait fait des injections dès le début, à un mo- « ment où il n'existait aucun signe quelconque de « tétanos, où la présence du microbe était pure- « ment hypothétique, une simple possibilité. Le « tétanos s'est néanmoins déclaré dans les dix « jours, et malgré la continuation d'un traitement « intensif et même intra-crânien, la maladie a « été très rapidement mortelle.

« *C'est le seul cas de tétanos* qu'ait vu l'assu- « rance mutuelle vaudoise parmi ses blessés de- « puis qu'elle existe (1895).

« Je ne sache pas qu'aucun des bureaux d'as-

« surance de Lausanne ait perdu un assuré du
« tétanos depuis l'application de la loi sur la res-
« ponsabilité civile (1881). Et cependant leur
« rayon d'activité est très étendu. »

Voilà une opinion bien appuyée par une pratique déjà longue qui nous permet de douter de l'efficacité curative et préventive des sérums antité-
taniques.

Depuis quelque temps, du reste, les fabricants
n'insistent plus beaucoup sur les propriétés curatives de leurs sérums variés, mais ils affirment
avec énergie leurs propriétés préventives, à condition que l'injection ait lieu à temps. Aussi voit-
on déjà des flacons de sérum antitétanique dans
les boîtes de secours des sociétés de cyclistes.

Le Dr H. Secrétan aurait été en droit d'injecter
préventivement ses douze mille blessés, et les fabriques de sérum antitétanique auraient eu l'a-
vantage de se partager les 120,000 fr. que cela
aurait coûté. La question commerciale joue, dans
ces cas-là, un rôle prépondérant.

Dans la séance du 15 mai 1907 de la Société de
chirurgie de Paris, le Dr Rieffel affirme qu'il ne
croit pas que l'emploi du sérum antitétanique ait
la moindre efficacité sur l'évolution du tétanos,
même dans les formes à marche lente.

Le professeur Berger annonce qu'il a pu grou-
per 35 faits de tétanos développé malgré les injections préventives.

Les observations apportées au trente-sixième congrès de la Société allemande de chirurgie (Berlin, 3-6 avril 1907) ne paraissent pas très favorables au sérum antitétanique.

M. *Bockenheimer* trouve que sa valeur est encore très discutée et que, pour les injections préventives, il faut employer de très fortes doses autour de la plaie, que l'effet des toxines est inconstant et l'application rigoureuse de la méthode encore pleine de difficultés; puis il ajoute :

« L'expérience des Japonais dans la dernière guerre a montré que leur manière de traiter les blessures avec le baume du Pérou avait fait diminuer la mortalité par tétanos, à l'encontre de ce qu'on a vu pour cette maladie dans les hôpitaux russes, où le sérum antitétanique a été employé. » Il applique donc le baume du Pérou sur les plaies infectées et s'en félicite beaucoup.

M. *Suter* (d'Insbruck) confirme les bons effets de l'emploi du baume du Pérou en chirurgie. Sur 20 cas de fractures compliquées, il n'a vu que six fois survenir de la suppuration, et dans aucun de ces cas il n'a été nécessaire de pratiquer l'amputation.

Nous voici donc revenus aux vieux baumes préparés par les vieux chirurgiens. Toutes ces préparations avaient pour base le benjoin et le baume du Pérou, tel le *baume du commandeur de Malte,* précieuse recette que les hauts dignitaires de l'Ordre conservaient jalousement dans leurs archives.

Ce *Balsamum traumaticum,* comme l'appellent aussi les pharmacopées allemandes, est encore très en honneur dans la petite chirurgie populaire.

Il est curieux de constater combien la science moderne nous ramène aux vieux médicaments du moyen âge, quand ce n'est pas à ceux de la période hippocratique.

J'ai essayé le **sérum antiméningococcique,** sans avoir pu observer la moindre influence sur la courbe de la température, ni sur les autres symptômes. Un des malades est mort **après** quelques jours, et l'autre vit encore, en convalescence d'une pleurésie purulente, contractée quelques jours après l'injection.

Et cependant, tous nos journaux politiques avaient annoncé que l'Institut de Berne avait enfin trouvé le sérum spécifique pour combattre la méningite cérébro-spinale. Comme dans mon expérience, leur dire n'était appuyé que par deux exemples [1].

Dans les années 1907 à 1909 nous avons soigné dans notre service 24 cas de méningite cérébro-spinale ; onze ont été injectés sur lesquels 5 sont morts et 6 ont guéri.

Treize n'ont pas été injectés et 6 sont morts et 7 ont guéri.

Pourra-t-on jamais prouver l'efficacité d'un sé-

---

[1] Dès lors, deux nouveaux cas sont entrés dans mon service. Un cas est guéri, un autre, très gravement atteint, vit encore. Je n'ai pas injecté de sérum.

rum contre la *pneumonie,* alors que nous savons que cette maladie peut guérir brusquement par crise à n'importe quel moment de son évolution.

J'ai aussi dressé un tableau de courbes de température de *pneumonies franches,* avec les symptômes cliniques et bactériologiques classiques, ayant duré 48 heures, 3 jours, 5 jours, etc., la période aiguë cessant du jour au lendemain, comme si on avait réellement appliqué un sérum spécifique.

Et il en est de même pour la *fièvre typhoïde,* dont la courbe cyclique ne se laisse pas influencer par les nombreux sérums et extraits spécifiques proposés jusqu'ici.

Je m'aperçois que je n'ai pas encore parlé des **sérums antituberculeux.** Hélas! ils ont tous faits, les uns après les autres, si lamentablement faillite, que je les aurais presque oubliés. On en a préparé avec le concours des animaux les plus divers; le cheval, le mulet, l'âne, la chèvre, le chien, etc., etc., ont été successivement utilisés. Aucun n'a tenu les promesses faites par leurs préparateurs.

Nous sommes bien persuadés qu'à la base de toutes ces données de laboratoire il y a des faits nouveaux, qui, par la suite, nous seront d'un puissant secours dans la thérapeutique humaine, mais pour le moment il y a une certaine *tromperie* à laisser croire que nous possédons réellement des sérums spécifiques.

Et pour résumer nos opinions à ce jour nous publions le rapport communiqué au *XVIe Congrès international de médecine, à Budapest, en 1909.*

Depuis bientôt 20 ans, tous les savants micro-biologistes de laboratoires essaient de doter notre thérapeutique de médicaments spécifiques, destinés à combattre à peu près toutes les maladies infectieuses connues. Les expériences qui sont à la base de ces recherches sont des plus probantes lorsqu'il s'agit de l'espèce animal sur laquelle ces essais ont été pratiqués : cobayes, lapins, chiens, chevaux, etc., répondent spécifiquement aux différents sérums curatifs, qui leur sont appliqués. Nous admettons donc que la preuve est faite de l'action spécifique des différents sérums préventifs ou curatifs employés chez ces animaux. Et ces découvertes sont suffisantes pour illustrer à jamais la science de laboratoire.

Mais la preuve que cette action spécifique préventive ou curative est aussi efficace chez *l'homme* ne peut être faite que par le clinicien et seulement après plusieurs années d'expérience sur le *malade-homme.* Pour que cette étude soit sérieuse, il faut absolument qu'il y ait séparation de pouvoirs entre le savant de laboratoire qui prépare le spécifique et le clinicien qui l'applique à l'homme. Seule cette façon de procéder donnera de probants et durables résultats. Malheureusement, on voit trop souvent aujourd'hui le savant de laboratoire ayant trouvé un sérum spécifique pour immuniser ou guérir des cobayes, vouloir être en même temps le juge de l'action de ce spécifique chez l'homme. Bien souvent alors, il se contente de quelques cas rapidement examinés pour prouver que son spécifique est capable de guérir l'homme de telle ou telle maladie infectieuse. Puis nous voyons la plupart des journaux politiques se faire les propagateurs de ces nouvelles sensationnelles et établir très à la légère la preuve péremptoire que tel ou tel sérum guérit la tuberculose ou la méningite cérébro-spinale.

Toutes les semaines, les journaux enregistrent de nouvelles victoires thérapeutiques. Les nombreux instituts sérothérapiques, trop souvent scientifico-commerciaux, usent volontiers de cette réclame dans les dernières dépêches. Dernièrement encore, je lisais que trois enfants avaient été injectés par un sérum de la maison X. Un seul des malades étant mort, on annonçait que la mortalité était descendue à 33 %.

Dans la plupart des cas, les expériences et les preuves de la valeur spécifique des sérums chez les animaux peuvent être assez rapidement établies. Quelques mois suffisent le plus souvent. Il n'en est pas de même chez l'homme où il faut au clinicien plusieurs années avant de pouvoir se prononcer sur la valeur des médicaments qui lui sont proposés par les savants de laboratoire.

Seul le médecin praticien et plus spécialement celui qui est à la tête d'un service hospitalier, peut être le juge des médications destinées à l'homme. Et ce sont ces expériences, poursuivies pendant quinze ans dans mon service de l'Hôpital cantonal de Lausanne, dont je viens vous entretenir.

Chaque année j'établis des tableaux de température et de marche de la maladie, de *tous* les cas traités, puis je compare entre eux les cas traités par les spécifiques de telle ou telle maladie infectieuse avec ceux qui ont été simplement traités par les méthodes ordinaires de la thérapeutique. Ces tableaux ne donnent pas seulement le pour cent des morts, mais ils offrent en même temps l'esquisse de la marche de la maladie jugée surtout d'après la courbe de la température. Pour celui qui sait les lire, ces graphiques sont pleins d'enseignements et deviennent le criterium de l'action thérapeutique des sérums et des autres spécifiques proposés par les microbiologistes.

Voici ces résultats :

Fièvre typhoïde. — Aucun sérum, et aucun des nombreux produits spécifiques préconisés n'ont été capables d'écourter les trois septenaires d'une fièvre typhoïde et d'en modifier la courbe de température.

Pneumonie. — Nos tableaux montrent des cas avec crises au 1ᵉʳ, 2ᵉ, 3ᵉ, 4ᵉ, 5ᵉ, 9ᵉ et 11ᵉ jour, sans aucune modification spécifique; il serait donc bien difficile de juger de l'action dite spécifique dans une maladie qui évolue si classiquement et en un temps qui varie dans de telles proportions.

Tuberculose. — L'action des sérums antituberculeux est jugée depuis longtemps et si bien jugée que la plupart des traités de sérothérapie parus en 1909 les passent sous silence et n'accordent pas même une ligne à leur turbulent passé. Nos expériences cliniques concordent avec ce dédain.

Les tuberculines ont remplacé les sérums et on peut ajouter avec le même malheureux insuccès.

La sérothérapie antistreptococcique, malgré la diversité et l'abondance des sérums proposés, y compris ce sérum polyvalent, dont le nom est la principale vertu, ne nous a donné aucun résultat certain.

Ni dans la *scarlatine*, ni dans les *septicémies puerpérales aiguës ou chroniques*, nous n'avons vu d'action marquée sur la courbe de température ou sur la marche de la maladie.

Dans l'*érysipèle*, les courbes de température montrent des chutes brusques de 3 et même 4°, avec ou sans sérum, et cependant c'est surtout dans cette affection que ces sérums spécifiques devraient développer tous leurs effets.

Tétanos. — Après avoir admis qu'on possédait un sérum spécifique préventif et curatif, l'enthousiasme pour cette méthode thérapeutique diminue.

De toutes parts, on signale l'inefficacité préventive, et quant à l'action curative elle est nulle.

Ce qui le prouve encore, c'est que la technique de l'application continue à varier énormément : sous la peau, dans les veines et en dernier lieu dans les ventricules latéraux, tous ces moyens d'introduction ont été suivis d'échecs.

Les doses, primitivement fixées à 20 cc. ou 30 cc., ont été poussées progressivement par certains chirurgiens jusqu'à 600 cc. et même 1200 cc. dans le cours du tétanos.

Cette simple constatation nous prouve qu'on ne possède pas encore le sérum spécifique du tétanos.

Méningite cérébro-spinale. — Mêmes constatations sur les errements de cette thérapeutique, soit au point de vue des doses, soit au point de vue du lieu d'élection pour l'application du sérum : sous la peau, dans le muscle, dans les veines ou dans le rachis.

Quelle que soit la méthode choisie, la marche de cette affection est des plus variables. Sans application de sérum spécifique, nous avons vu la température descendre le lendemain de l'entrée à l'hôpital et suivre une marche normale, le malade étant définitivement guéri, sans séquelles; chez d'autres, la température baissait en quelques jours ou quelques semaines, pour arriver aussi à la guérison. Toutes les améliorations constatées après l'emploi du sérum, nous les avons aussi trouvées dans les cas où nous n'avons pas donné de sérum.

La mortalité a été exactement la même dans les

injectés et les non-injectés. Dans les années 1907
à 1909, nous avons soigné 24 cas de méningite cérébro-spinale. Onze ont été injectés : 5 sont morts,
6 ont guéri. Treize n'ont pas été injectés : 6 morts,
7 guéris.

La *diphtérie* semblerait être la maladie infectieuse qui a le plus profité de la sérothérapie. La
statistique de mortalité depuis l'emploi du sérum
antidiphtérique (1894) semble avoir diminué dans
de très fortes proportions. Et cependant les mêmes
questions se posent que pour les autres sérums.

La dose qui, au début de la méthode, était de
1000 à 2000 unités, semble aujourd'hui insuffi-
sante et on conseille d'en administrer jusqu'à 80
mille unités (Osler).

Et cependant, j'insiste sur le fait que les doses
qui ont fixé la valeur de la méthode étaient primitivement de mille à deux mille unités.

L'injection sous-cutanée serait peu efficace; il
faudrait employer la voie intraveineuse.

L'action préventive du sérum antidiphtérique
est actuellement très contestée, et son action sur
les accidents postdiphtériques est nulle.

Le sérum antidiphtérique est impuissant contre
les symptômes du croup. En outre, le sérum antidiphtérique a été employé dans une foule d'affections, et il s'est trouvé des médecins pour lui découvrir des propriétés curatives dans des affections les plus hétéroclites.

Tout cela n'est-il pas bien fait pour ébranler notre confiance de clinicien et pour vous faire douter de l'action spécifique du sérum antidiphtérique *chez l'homme?*

C'est à ces conclusions que j'arrive après quinze ans d'expérimentation clinique. Pendant ces dix dernières années, j'ai soigné 693 cas de diphtérie authentique dans mon service d'hôpital, dont 186 ont été injectés et ont donné 16 morts, et 507 n'ont pas été injectés et il n'y a eu que 4 morts, tous arrivés déjà moribonds à l'hôpital. Depuis cinq ans je n'injecte plus de sérum antidiphtérique et sur 226 cas il n'y a eu que 4 morts.

Quel que soit le résultat contradictoire de mes observations, elles méritent d'être prises en considération, puisqu'elles découlent de la pure observation clinique, et cette communication est faite pour exciter les savants de laboratoire à perfectionner leurs méthodes de préparations de sérums thérapeutiques.

Quant aux procédés pour guérir le **cancer,** ils se multiplient tous les jours, mais ils sont basés sur des doctrines très diverses. Il n'y a pas encore de point de direction précis. Toutes les découvertes de la science sont tour à tour mises en œuvre.

Vous connaissez déjà les effets des rayons Rœntgen et du radium. Ils sont des plus évidents, mais il n'est pas de semaine où un journal politique n'inscrive dans ses dépêches l'annonce de la découverte d'un remède guérissant le cancer. La nouvelle vient en général du Mexique ou de la Pampas. Hier, c'était un humble praticien du Bassoutoland qui faisait connaître la plante merveilleuse. Il y a quelques mois, un imperturbable confrère anglais faisait savoir au Royal Collège qu'il avait guéri plusieurs cancers en injectant... une simple infusion de violettes.

Je ne parle que pour mémoire d'une émulsion de micrococcus néoformans qu'un habile chirurgien parisien emploie en collaboration avec son adroit bistouri. C'est à ce propos qu'on parle des *opsonines* qui se forment dans le sang et qui, en modifiant le métabolisme cellulaire, guériraient le néoplasme ou empêcheraient les récidives. Des mots, toujours des mots.

(1910) Ces deux dernières années, les remèdes guérissant le cancer ont poussé comme des champignons, et les chirurgiens continuent à être désespérés par les récidives post-opératoires.

Nous voudrions maintenant faire la même revue critique pour les **médicaments** préparés en si grande abondance et diversité par les fabriques de produits chimiques. Nous y revenons tout naturellement à cause des disconvenues des méthodes thérapeutiques dont je viens de vous entretenir.

Pour m'aider dans cette transition, je veux vous signaler la dernière communication de Koch. Je ne vous parlerai pas de ses précédentes campagnes pour étudier diverses maladies infectieuses particulières à l'Afrique équatoriale. Il en avait étudié plusieurs au point de vue bactériologique et dans l'intention de trouver des vaccins, ou des lymphes suivant son expression, ou encore des sérums antitoxiques. Les résultats obtenus n'ont pas répondu à l'effort mis en jeu. Il y a quelques mois, il repartait pour la région des lacs, et il vient de donner, dans le numéro 51 de la « Deutsche Medizinische Wochenschrift » une relation des plus intéressantes de son voyage et de ses travaux.

Il s'agissait d'étudier la *maladie du sommeil* dans la région des lacs. Vous savez qu'on en fait une *trypanosomiase*, ces différents trypanosomes étant propagés par les mouches du genre *glossine*.

Il semble que Koch, un peu désillusionné par ses expériences précédentes, soit revenu tout simplement aux anciennes méthodes thérapeutiques par médicaments. En effet, il emporte de Berlin deux nouveaux produits, qui lui sont fournis par des maisons de commerce. Le premier est une combinaison arsenicale (metarsensäureanilid), qu'on a décoré du nom d'*atoxile*. Quant au second, il l'appelle le *trypanrot;* il n'en donne pas la composition. M. le professeur Rabow me fait savoir que c'est une matière colorante du groupe de la benzopurpurine, ce qui explique pourquoi il a été recommandé par Ehrlich.

Koch donne surtout les résultats obtenus avec les injections sous-cutanées d'atoxile, commençant avec une dose de 0,06, puis montant jusqu'à 0.50.

Les résultats furent si surprenants qu'il n'hésite pas à comparer l'action de l'atoxile sur les trypanosomes à celle de la quinine sur les microorganismes de la malaria. Après avoir traité un millier de malades, il conclut que le médicament spécifique de la maladie du sommeil est trouvé. C'est là une nouvelle des plus heureuses, car nous savons que la maladie du sommeil tue chaque année des centaines de mille nègres.

Mais le plus curieux, c'est que cette découverte si elle se confirme, aura été faite par un savant qui a travaillé pendant 20 ans de sa vie à rechercher le remède des maladies infectieuses dans le microbe lui-même, et qui en revient aux médicaments d'ordre chimique. Et l'action de ce médicament est connue depuis quelques siècles, puisque l'arsenic était le médicament préféré de Paracelse pour combattre les maladies infectieuses. Nous savons aussi que l'action de l'arsenic reste la même quelle que soit sa combinaison et le nom dont on la décore. Ces dernières années, nous avons vu l'arsenic revenir à la mode sous les noms de *cacodylate, d'arhénal*; actuellement c'est l'atoxile qui produit des merveilles.

Ce retour aux méthodes empiriques nous redonnerait confiance. En passant en revue le groupe des médicaments d'origine chimique, nous serons surtout frappés par la façon ingénieuse dont les fabricants savent parer leur marchandise de noms les plus curieux et les plus suggestifs.

On avait autrefois les remèdes secrets, dits spécialités; actuellement, on a le remède masqué; le masque est représenté par un nom plus ou moins bien choisi, recouvrant une formule chimique souvent aussi compliquée que peu comprise par le médecin. Il faut à ce dernier, pour attirer son attention, une dénomination qui lui indique immédiatement la vertu principale du médicament. Un exemple, entre plusieurs milliers, fera mieux comprendre ce mécanisme.

Il y a 14 ans (1892), Hebra emploie le *thiosinamine* pour essayer de ramollir le tissu cicatriciel. Le médicament ne semble pas avoir eu beaucoup de succès, car il tombe dans l'oubli. Mais il reparaît en 1905 en combinaison avec le salicylate de soude, et sous la dénomination de *fibrolysine*. Le mot fit merveille, et, dans l'espace d'une année, nous vîmes plusieurs communications recommandant la fibrolysine, pour dissoudre le tissu scléreux et les adhérences; le carcinome de l'œsophage lui-même n'y résiste pas. On signale de nombreuses guérisons.

Le simple bon sens ne nous dit-il pas que, si nous possédions une substance capable de dissoudre ou de faire résorber les tissus fibreux ou cicatriciel, notre organisme lui-même n'y résisterait pas. Cette substance serait rangée dans les toxiques énergiques.

Il faut remonter à l'année 1880 pour trouver le point de départ de cette surproduction de médicaments. A cette époque, le prix de la quinine avait beaucoup augmenté. On en avait employé des quantités considérables pendant la guerre russo-turque, et le prix du kilo dépassait 700 fr. (aujourd'hui 31 fr.). Aussi les chimistes firent-ils un grand effort pour trouver la synthèse de ce médicament. Ils ne réussirent pas complètement, mais ils obtinrent un certain nombre de produits (kairine, thalline, etc.), qui possédaient la propriété remarquable d'abaisser rapidement la température fébrile. On cherchait un fébrifuge, et on trouvait les antipyrétiques ou antithermiques.

En 1884, on vit apparaître l'antipyrine, dont l'énorme succès stimula encore le zèle des chimistes dans leurs nouvelles créations. L'antipyrine valut à ses inventeurs et fabricants un gain de plusieurs millions.

Dès lors l'industrie chimique, qui jusqu'à ce moment s'occupait principalement à trouver des couleurs toujours nouvelles, se détourna un peu de cette fabrication pour créer des produits médicamenteux, dont la vogue augmentait d'année en année. Nous fûmes en conséquence inondés de médicaments possédant, au dire des prospectus, toutes les vertus curatives; aucune maladie ne résistait à l'action spécifique de la plupart d'entre eux. Et comme toujours, il se trouva des médecins pour enregistrer et certifier les résultats obtenus. La mémoire la mieux organisée est impuissante à retenir les noms de tous ces médicaments spécifiques.

C'est un jeu pour un chimiste que de créer de nouvelles substances ayant une action physiologique; rien qu'en prenant pour base le noyau de benzol, il a pu nous donner des centaines d'antiseptiques et d'antithermiques analgésiques.

Il était certainement plus facile de trouver la substance médicamenteuse, que de lui trouver un nom capable d'attirer et de retenir l'attention du médecin.

Nous n'avons qu'à ouvrir un de ces volumineux livres sur les médicaments nouveaux, pour nous rendre compte de l'ingéniosité et de l'esprit d'invention qui ont présidé à ces baptêmes. Citons-en quelques-uns des plus caractéristiques.

Parmi les *purgatifs,* nous trouvons des esodines, flatuline, laxatol, purgatine, réguline. Inutile de vous dire que tous ces noms élégants ne cachent qu'une seule et même substance présentée sous des aspects différents : l'acide cathartique.

Parmi les *anesthésiques,* je note les jolis noms de narcoforme, narcotil, nirvanine. Comment ne pas essayer des substances si élégamment nommées.

Veut-on combattre l'asthme, on choisira le vixol ou l'apnol.

S'agit-il de guérir un diabétique, nous nous adresserons au glycosolvol et au saccharosolvol.

La fortoïne, la hontine, le rexotan sont des anti-diarrhéiques.

Le gonorol, le gonosane guérissent la chaude-pisse.

L'hystérol, le bornival, le valyl calment les hystériques.

Les névralgies sont dissipées par l'analgène, l'antinervine, l'exalgine, l'exodyne, la migrainine, le nirvenol, la trigemine, etc., etc.

La fièvre est coupée par l'antipyrine, l'antifebrine, le pyramidon, le pyrenol, le pyrosal, la pyrodine, la thermodin.

Le rhumatisme ne résiste pas à l'analgène, au rheumasane, rheumasol, rheumatine et rheumatol.

Sur 58 nouveaux médicaments proposés pour combattre le rhumatisme, 42 ont l'acide salicylique pour base.

Depuis 5 ans, il n'y a pas eu moins de 120 nouveaux antiseptiques catalogués. Il ne serait pas difficile d'en préparer encore 100 nouveaux, mais il est plus difficile de trouver 120 mots nouveaux pour les baptiser dignement. Notons au passage quelques dénominations les plus pittoresques : antisepsine, antiseptine, antiseptol, asaprol, asepsine, aseptol, bacillol, désinfectol, listérine, microcidine, saprol, septoforme, traumatol, etc.

Inutile de vous dire que tous ces médicaments ont pour base le mercure, l'iode, le phénol, l'acide salicylique, etc.

Pour l'artériosclérose, nous aurons l'antisclérosine, l'iodipine, la sajotine.

Comme hémostatique, nous aurons la stagnine, la stypticine, le styptogane et le styptol, l'hemostasine.

La cholelysine, le chologène et l'ovogal dissolvent les calculs biliaires.

Pour désinfecter l'intestin, nous avons le bismone, le galligène, le guayamar, l'hopogan, le résaldol, le résotane, etc.

Nous guérirons les anémiques avec la bioferrine, le biosane, le blutane, le calodal, la carniferrine, la ferratine, le ferratogène, la ferratose, le ferrichtol, le ferrosol, le ferrozone, le fersane, le nucléogène, le triferrin et le triferrol, le sanguinol et l'hematol.

Puis il y a la furonculine pour les furoncles, et l'adorine pour la transpiration des pieds, le captol pour faire croître les cheveux, l'anusol pour les hémorroïdes, le tussol et la pertussine pour la toux, la cérébrine et la biophorine pour la neurasthénie.

Nous dormirons avec le dormiol, l'hypnal, l'hypnone, le somnal et le veronal.

A ajouter à la longue liste des médicaments contre la tuberculose, je trouve encore l'histosane, la pneumine, la phthisiopyne, le pulmoforme, la sanosine.

Je ne rappelle que pour mémoire les noms de tuberculine et des nombreuses toxines dont on se sert pour désigner des substances hypothétiques non encore isolées.

Tous ces médicaments ont été lancés dans le monde accompagnés d'une volumineuse littérature, représentée soit par des travaux réellement scientifiques, soit par de simples prospectus louangeurs.

Ici il est bien difficile de séparer l'erreur de la tromperie. Et je comprends très bien la perplexité du médecin praticien qui cherche à se guider dans ce labyrinthe thérapeutique; il ne peut en sortir et s'arrête, découragé et sceptique.

Je voudrais encore attirer votre attention sur le point de vue commercial de cette question des médicaments. Il est des plus intéressant et il vous éclairera un peu sur le mobile financier de cette surproduction. Comme je vous l'ai déjà dit, le fabricant baptise sa marchandise pour retenir l'attention du médecin, mais aussi dans le but de prendre un brevet (ou un monopole) sur le nom de ce médicament. Ce qui lui permettra de le vendre dix et même cent fois plus cher que son prix de revient.

En Allemagne et dans certains pays, le nom patenté assure au fabricant le monopole de fabrication et de vente du produit chimique qu'il désigne. Ainsi *l'acide acétylosalicylique* ne pourra être vendu aux pharmaciens et au public que sous le nom *d'aspirine.*

En Suisse, le nom seul est breveté. On ne pourra

vendre de l'aspirine que sous sa forme origirale, avec la marque de fabrique; mais on pourra très bien fabriquer et vendre de l'acide acétylosalicylique sous cette dénomination chimique.

De là les produits de remplacement (Ersatz), qui se vendent sous leur dénomination chimique, et à des prix beaucoup plus bas que le même médicament baptisé et breveté.

De là aussi une grande animosité des pays à brevets contre la Suisse, qu'ils accusent de favoriser la concurrence déloyale. Les journaux allemands spéciaux sont toujours pleins d'injures et de menaces à l'égard de la Suisse. Ils la somment d'avoir à changer sa loi sur les brevets d'invention. Espérons que notre Conseil fédéral saura résister à cette pression du plus fort.

Pour vous démontrer les raisons de ces grandes colères, je n'aurai qu'à vous citer quelques-uns des prix du médicament baptisé et breveté, et du produit chimique qu'il représente.

NOM BREVETÉ	100 GRAMMES coûtent	NOM CHIMIQUE	100 GRAMMES coûtent
	fr. c.		fr. c.
Atoxyl . .	48 —	Métarsensäureanilid . . .	1 —
Aspirine. .	6 —	Acide acétylosalicylique . .	— 75
Pyramidon .	22 —	Dimethylamidoantipyrine. .	6 50
Lycetol . .	44 —	Dimethylpipérazine . . .	12 —
Piperazine .	42 —	Diethylendiamine	18 —
Urotropine .	10 —	Hexamethylentetramine . .	— 70
Theocine .	40 —	Theophyleine	22 —
Exalgine .	16 —	Methylacetanilide	5 —
Salophène .	12 50	Acetparamidosal	5 —
Lysol . .	le kilo 2 20	Licresan	kilo — 80
Lysoform .	» 3 15	Formosapol	» 2 —

Ces petits faits vous expliquent nettement la réclame des fabriques et l'envahissement de la thérapeutique par cette foule de produits chimiques.

Laissez-moi encore vous donner un conseil, utile surtout aux jeunes confrères qui débutent dans la carrière. C'est de n'appuyer leur thérapeutique que sur un seul livre : la pharmacopée helvétique, ou la pharmacopée officielle du pays où ils exercent.

Cette pharmacopée doit être le livre de chevet, et le médecin doit la lire et la relire. Il y trouvera une base solide pour se faire une méthode thérapeutique appuyée encore sur la saine et vraie physiologie.

Une nouvelle édition de notre pharmacopée helvétique a paru dernièrement (1907); elle a été longtemps discutée par une commission compétente, et le médecin praticien y trouvera toujours les médicaments nécessaires à sa pratique médicale. Dans ce livre ne sont admis que les médicaments qui ont fait leurs preuves, et sous la forme la meilleure.

Un médecin qui connaît bien la pharmacopée fera toujours de la bonne thérapeutique, et ne se laissera pas entraîner par les fantaisies thérapeutiques si en vogue ces dernières années.

Les médicaments qui s'imposent entre deux éditions d'une pharmacopée sont assez rares pour que le médecin n'ait pas à redouter le reproche de ne pas être au courant de la science.

Je ne veux pas pousser plus loin la démonstration de ces tromperies thérapeutiques par le médicament. Vous la trouverez, sous le couvert scientifique, dans la plupart des prospectus que vous recevez en profusion chaque semaine, et que le plus souvent vous jetez au panier, sans les lire.

Je ne veux cependant pas dire que toute cette énorme production de médicaments ait été complètement inutile ou nuisible. Non; il en restera quand même quelque chose de définitif. Quand, sous la masse des scories, nous ne retrouverions que l'acide salicylique, la cocaïne, l'adrénaline et les analgésiques du groupe de l'antipyrine, nous pourrions dire que c'est encore un beau succès pour ces trente dernières années de recherches.

Si je ne conclus pas encore pour les sérums et les toxines, c'est que j'estime que nous n'avons fait encore que les entrevoir, et que, si ces substances ont fait leurs preuves sur les animaux, elles ne les ont pas encore faites au point de vue de leur application thérapeutique chez l'homme.

C'est encore à la science chimique qu'est dévolue la tâche de séparer et de préparer à l'état pur ces principes actifs, et ce n'est qu'alors que le médecin pourra se prononcer.

Après avoir jeté ce coup d'œil sur la classe des médicaments, nous voulons vous dire quelques mots sur les **aliments,** qui sont représentés dans la thérapeutique diététique actuelle comme de vrais médicaments.

Autrefois nous appelions « aliments » des produits naturels. C'était *le pain, les œufs, la viande, les légumes*, représentant *les albumines, les graisses et les hydrates de carbone* dont nous avons besoin pour vivre.

Actuellement, l'industrie chimique s'est emparée de ces matières premières, et elle a la prétention de nous fournir sous une forme meilleure les substances nécessaires au fonctionnement de la machine humaine.

La base scientifique de ces nouvelles recherches se trouve dans les découvertes de Liebig, de Voit, de Pettenkofer et de bien d'autres.

Laissez-moi en quelques mots vous rappeler le principe de ces théories, qui sont surtout intéressantes par les comparaisons qu'elles suggèrent à notre esprit.

La combustion se fait aussi bien dans la machine industrielle que dans la machine humaine, sous l'influence d'un apport d'oxygène, et les produits de combustion sont à peu près les mêmes.

Lorsque la machine-outil ne brûle que du charbon, les produits de combustion s'échapperont de la cheminée sous forme d'acide carbonique et d'eau, tandis que les produits fixes resteront dans le cendrier. Dans la machine humaine, les combustibles introduits sous forme d'aliments sont de natures très diverses, mais donneront néanmoins des produits de combustion semblables; une bonne partie de l'acide carbonique et de l'eau seront rejetés par le poumon, qui, dans ce cas, joue le rôle de la cheminée de la machine à vapeur, tandis que la plus grande partie des déchets fixes se retrouveront dans l'urine.

Vous savez que les industriels alimentent leurs machines avec différents combustibles produisant une certaine somme de chaleur qui sera transformée en travail mécanique.

On apprécie la valeur de ces combustibles en recherchant quelle est la chaleur dégagée par leur combustion pour une quantité donnée. Pour exprimer numériquement cette capacité calorique, on est convenu de prendre pour unité de mesure la quantité de chaleur nécessaire pour augmenter de un degré la température de un kilogramme d'eau (liquide). Cette unité est appelée *calorie*.

Un industriel appréciera donc la valeur d'un combustible en calories, lui permettant aussi de calculer mathématiquement le travail mécanique correspondant.

Les aliments que nous introduisons dans notre organisme subissent aussi des transformations qu'on a pu comparer à une combustion qui, elle aussi, va produire un certain travail. Par analogie, on a pensé qu'on pourrait donc aussi traduire la valeur des combustibles-aliments en calories. Cette idée a été féconde en applications pratiques, et elle nous a permis de faire des comparaisons intéres-

santes entre la machine-outil et la machine humaine.

Mais il faudrait se garder de pousser trop loin
ces comparaisons entre deux machines dont le travail présente, il est vrai, certaines analogies, mais
dont les fonctions ne sont comparables que dans
les limites très restreintes du mouvement.

En effet, l'industriel n'exige de sa chaudière que
la transformation du combustible en chaleur et
mouvement, sans lui demander, en plus, de réparer l'usure de la machine, ainsi que cela se passe
dans la machine humaine. Nos aliments sont bien
utilisés pour nous donner chaleur et mouvement,
mais ils sont aussi destinés à réparer les éléments
usés par la mise en action de nos organes.

Vous voyez d'emblée combien la question est
plus compliquée lorsqu'il s'agit de notre organisme, et cela vous fera comprendre aussi pourquoi les théories de Voit, Pettenkofer et des autres
auteurs ayant travaillé sur le même sujet, ne sont
que partiellement utilisables par la clinique. Nous
conservons cependant cette appréciation de la valeur de nos aliments en calories parce qu'elle nous
permet, dans une certaine mesure, d'établir la ration nécessaire à l'homme sain et malade, ou tout
au moins de faire des comparaisons entre les
différentes nourritures.

D'emblée nous pouvons admettre que l'organisme n'utilisera pas de la même façon les 70 calories fournies par 20 grammes d'alcool, que les

41 calories livrées par la combustion de 10 grammes d'albumine.

Tandis que les calories fournies par les divers combustibles employés par les machines-outils sont toutes comparables entre elles et ont des valeurs équivalentes, vous voyez qu'au point de vue de l'alimentation de la machine humaine, on ne pourra pas comparer par exemple la valeur nutritive de 10 grammes d'albumine ou de 10 grammes d'alcool. Ce dernier a beau représenter 30 calories de plus que l'albumine, nous ne pouvons admettre sa supériorité nutritive. De même que les 41 calories de 10 grammes d'hydrate de carbone auront une autre valeur pour le travail de l'organisme que les 41 calories de 10 grammes d'albumine.

Il est nécessaire de faire ces réserves avant d'utiliser ces données théoriques, car elles nous permettent de les utiliser au mieux comme moyens de comparaisons, plutôt que comme des lois physiques pouvant s'appliquer rigoureusement au calcul des processus physiologiques de la nutrition. Nous savons depuis longtemps que la machine humaine peut fournir un travail équivalent avec les nourritures les plus variées soit en qualité, soit en quantité. L'observation nous fait voir aussi que la quantité de nourriture ingérée n'est pas toujours en proportion du travail fourni; un ouvrier, par exemple, travaille 10 heures par jour, avec une nourriture bien inférieure à celle ingérée par un riche désœuvré. Donc l'utilisation du combustible par l'organisme joue aussi une rôle important dans ces processus de nutrition.

On admet généralement qu'un homme de 70 à 75 kilos, travaillant 10 heures par jour, a besoin d'un total journalier de 3000 calories qui lui seront fournies par 118 gr. d'albumine, 56 gr. de graisse et 500 gr. d'hydrate de carbone.

On admet aussi, comme moyenne, une quantité de 45 calories par kilog. pour l'homme travaillant et 35 calories pour l'homme au repos.

Mais il faut aussi faire entrer en ligne de compte dans ces calculs et dans le choix de ces calories, la race, l'âge, l'habitat, les habitudes alimentaires, les conditions atmosphériques, etc., etc. Un enfant de la campagne dont le système digestif est habitué à une nourriture composée surtout de pommes de terre, de légumes et de corps gras, utilisera ces matériaux autrement qu'un enfant citadin accoutumé à une nourriture plus riche en albumine.

Il ne faut donc pas oublier que l'utilisation des aliments ne dépend pas de la nature seule de ces derniers, mais bien plutôt de l'état des fonctions de la nutrition de l'organisme.

Valeur comparée des différents calories. — La plupart des expérimentateurs qui se sont occupés de fixer la valeur de nos aliments ont admis les chiffres suivants :

10 grammes d'albumine . . . = 41 calories
10   —   d'hydrate de carbone = 41   —
10   —   de graisse . . . . . = 93   —
10   —   d'alcool . . . . . = 70   —

Ce qui veut dire que la chaleur développée par la combustion de 10 grammes de graisse, par exemple, suffirait pour élever de 1 degré 93 litres d'eau.

Un coup d'œil jeté sur ce tableau vous fait déjà saisir ce que ces chiffres ont d'un peu artificiel. En effet, on ne peut admettre que 10 grammes d'alcool représentant 70 calories ont une valeur utilisable comparable à celle de 10 grammes d'albumine valant seulement 41 calories.

C'est sur ces données que l'industrie des aliments s'appuie pour donner un vernis scientifique à ses produits.

Les prospectus font valoir le nombre de calories fournies par le produit qu'ils recommandent. Rien de plus juste, du reste; mais il ne faut pas oublier cependant que les causes d'erreur sont nombreuses.

Plus on mettra de charbon dans une machine-outil, et plus aussi elle produira de travail. Il n'en est pas de même pour la machine humaine, et le gavage ne réussit pas toujours. Il faut d'abord que les voies digestives préparent au mieux les aliments faisant fonction de combustibles, puis que l'organisme soit en mesure d'utiliser au mieux les produits élaborés par les sucs digestifs.

Nous voyons souvent de gros mangeurs rester maigres et chétifs, tandis que d'autres individus qui certainement ne reçoivent pas leur compte en calories, sont forts et bien portants.

Il y a donc dans tous ces calculs une part d'*erreur*.

Voyons maintenant en quoi consiste la *tromperie*.

D'emblée j'admets que le fabricant s'est servi de bonnes matières premières; j'élimine ceux qui trompent sur la qualité de la marchandise, et qui sont passibles des peines légales.

Les aliments qui nous sont fournis par l'industrie chimique sont en général de bonne nature, et comme vous allez le voir, la tromperie porte presque uniquement sur le prix auquel sont vendus ces aliments manufacturés.

Le chimiste a beaucoup étudié, ces dernières années, la composition des albumines, et vous avez pu voir dans les journaux que dernièrement Fischer, de Berlin, a pu préparer synthétiquement une sorte d'albumine, ce qui ne veut pas dire qu'on ait trouvé la synthèse de l'albumine du sérum, par exemple.

Mais le chimiste est aussi parvenu à extraire l'albumine contenue dans une foule de substances qui ne pouvaient être utilisées comme aliment.

Ainsi, du sang resté inutilisé dans les abattoirs, des déchets de la fabrication du fromage, d'une foule de végétaux inutilisables comme légumes, etc.

Ces albumines, isolées et purifiées, seront la base de la plupart de ces aliments si vantés par la réclame moderne.

Le produit est d'abord baptisé d'un nom très suggestif, puis il est enveloppé dans un prospectus aux allures ultrascientifiques et d'analyse chimique des plus précises ; puis, si le fabricant est assez riche, il fera confectionner une grande affiche, aux couleurs hurlantes, représentant une tête de taureau, emblème de la force, ou un hercule, et pendant des mois et des années, les passants pourront voir sur les murs de la ville qu'ils habitent que l'aliment X est le meilleur et le plus fortifiant.

La même chose se passe pour les hydrates de carbone, qu'on présente sous forme de dextrine, de dextrose, de maltose, parce qu'ainsi il est facile de majorer les prix de vente, ce qu'on ne peut pas faire pour le simple macaroni ou la pomme de terre.

Voici la liste des produits alimentaires préconisés dans ces dernières années :

Alcarnose, Aleuronat, Bioson, Calodal, Carbovis, Eucasin, Eulactol, Fersan, Galactogène, Globon, Gluton, Hygiama, Karno, Lactosomatose, Mutase, Myogène, Nural, Nutrose, Odda, Phorxal, Plasmon, Protylin, Puro, Robborat, Robuston, Sanatogène, Sanose, Sicco, Somatose, Soson, Toril, Tropon, Tutuliue, Zomol.

Et spécialement pour les enfants : Bovril, Fortossan, Lactoserve, Levulose, Ramogène. — Sans compter les nombreuses farines lactées.

La plupart de ces produits sont fort bien préparés, mais leur prix n'est pas du tout en rapport avec la valeur du combustible.

Aussi le médecin doit-il pouvoir se rendre compte de la valeur physiologique d'un aliment pour pouvoir lui comparer sa valeur vénale. Et pour cela, il faut établir le prix pour mille calories, en prenant en considération la calorie albumine, hydrocarbonique et graisse.

Ce calcul est assez facile, et aura pour base l'analyse chimique qui accompagne la plupart de ces produits alimentaires.

En voici quelques exemples :

Prix des aliments en kilocalories

1000 CALORIES dont :	EN ALBUMINE	EN GRAISSE	COUTENT	POIDS EN GRAMMES
			fr. c.	
Bœuf mi-gras	668	332	1 92	800
Veau gras	570	430	1 87	757
— maigre	941	59	2 32	1176
Langue de veau	314	686	0 99	495
Mouton mi-gras	588	412	1 85	926
Porc maigre	610	390	1 50	757
Lard	61	939	0 25	158
Poulet	850	150	5 10	1020
Truite	830	170	4 35	1087
Brochet	946	54	4 48	1282
Saumon	455	545	2 50	555
Fromage suisse gras	308	692	0 62	265
— de Brie	251	749	1 00	337
Œufs	318	682	1 28	640 (12 œufs)
Peptone Kemmerich	1000	»	9 00	487
— Bovril	1000	»	14 70	641
— Cibils	1000	»	77 00	4000
Somatose	1000	»	13 00	290
Valentin fleisch extr.	1000	»	137 00	1640

1000 CALORIES dont :	EN ALBU- MINE	EN GRAISSE	EN HYDRATE DE CARBONE	COUTENT	POIDS EN GRAMMES
				fr. c.	
Farine de froment .	113	21	850	0 12	295
— de seigle . .	128	32	840	0 12	335
— d'avoine . .	141	85	772	0 19	287
Pain blanc (froment)	97	10	894	0 14	394
Zwieback	90	119	791	0 60	258
Farine de pois . .	268	21	711	0 25	343
— de haricots .	303	20	677	0 25	357
— de lentilles .	261	21	688	0 28	335
Macaronis	91	6	903	0 29	295
Riz	76	18	906	0 16	280
Châtaignes . . .	125	»	875	0 12	292
Maïs	102	37	861	0 12	283
Pommes de terre .	69	»	931	0 12	1162
Pruneaux secs .	28	15	957	0 38	377
Raisins frais . .	6	»	994	1 33	1333
Chocolat I a	60	430	510	1 —	197
Chocolat 2 a .	56	404	540	0 64	199
Chocolat au lait	69	530	401	0 71	178
Biscuits anglais . .	69	210	721	0 82	235
Sucre	»	»	1000	0 12	256

(Les lignes « Chocolat » portent en marge gauche l'accolade : Suchard)

1000 CALORIES dont :	EN ALBU- MINE	EN GRAISSE	EN HYDRATE DE CARBONE	COUTENT	POIDS EN GRAMMES
Huile d'olive . . .	69	1000	1000	0 22	109
— de noix . .	»	1000	»	0 30	109
— d'œillette . .	»	1000	»	0 19	109
— de sésame. .	»	1000	»	0 13	109
Graisse de porc . .	2	998	»	0 23	114
Beurre	3	997	»	0 41	127
Crème	62	938	»	0 95	474
Lait	198	492	310	0 30	1562
Riz au lait . . .	171	387	412	0 34	606
Cacao à l'avoine . .	170	430	390	1 72	»

L'étude de ces tableaux et de la valeur du kilocalorie va nous permettre aussi d'apprécier à leur
juste valeur les produits fabriqués par l'industrie
sur les données des chimistes.

Le nombre des préparations diététiques augmente tous les jours, et le médecin ne sait trop comment les juger. Il est sollicité par une réclame très adroite, adoptant volontiers des allures ultra-scientifiques, ce qui n'est pas pour éclairer au mieux les médecins auxquels cette réclame s'adresse, car la plupart n'ont pas eu le loisir, pendant leurs études, de percer le mystère des calories et des bilans d'échange.

Les fabricants envoient volontiers, directement au médecin, des échantillons de leurs produits, accompagnés bien souvent de menus cadeaux destinés à fixer son attention sur leur panacée. C'est donc la réclame qui a le dernier mot, et une bonne partie de ces produits diététiques lui doivent leur vogue.

Je me hâte d'ajouter qu'une bonne partie de ces produits présentés par l'industrie avec des noms pompeux, suggestifs ou scientifiques sont en général des préparations fort bien faites. Elles cherchent à présenter les éléments nutritifs, albumine, graisse et hydrates de carbone, dans des proportions établies sur des bases physiologiques, en prenant souvent pour modèle les quantités dans lesquelles ces substances se trouvent représentées dans le lait. D'autres fois le chimiste fait subir à ces matières premières des modifications qui rendront le travail de la digestion plus facile.

Ainsi les albumines seront transformées en albumoses ou en peptones. Les graisses seront émulsionnées ou finement divisées, ou encore mélangées avec des hydrales de carbone qui eux-mêmes seront déjà sous forme de dextrine, dextrose, lactose, maltose, glucose, etc.

Déjà Liebig avait essayé de faire un extrait de viande, qui eut autrefois un grand succès, mais qui ne répondit pas à ce qu'en avait espéré le grand chimiste. Actuellement il est remplacé par le peptone Kemmerich. Des usines installées dans la République Argentine, au centre de la production de la viande de bovidés, peuvent arriver à fabriquer des peptones de viande dans les meilleures conditions de bon marché.

Elles emploient pour cela la méthode de coction sous pression. Le peptone Kemmerich se présente sous la forme d'une pâte contenant environ 28 p. 100 d'eau et 48 à 50 p. 100 de peptone, au prix de 1 fr. 70 les 100 grammes.

En jetant un coup d'œil sur le tableau du prix en kilocalories, vous voyez que ces mille calories coûtent déjà 9 francs, prix beaucoup plus élevé que celui de l'albumine-viande. Cela se comprend, puisque le fabricant doit y retrouver la rémunération pour les frais de fabrication, de réclame et un bénéfice plus ou moins élevé. Il est vrai que nous obtenons sous cette forme une albumine déjà transformée en peptone, c'est-à-dire ne demandant plus à notre appareil digestif un grand travail pour être assimilable; aussi faut-il prendre cela en considération. Mais nous savons aussi que certaines albumines se peptonisent très facilement soit dans l'estomac, soit dans l'intestin, telle par exemple l'albumine du lait et des œufs, puis celle des viandes blanches, comme le poisson et le poulet.

L'avantage des peptones ne réside pas tant dans la concentration des principes nutritifs, ils sont surtout des excitants de la sécrétion gastro-intestinale. C'est aussi à ce titre qu'on les emploie dans la pratique, en ajoutant une petite quantité de ces substances au bouillon de viande.

La rapide fortune de ces produits en a suscité une foule d'autres, qui tous prétendent représenter la viande et les albumines sous la forme la plus digestive et la plus assimilable. Il y a dans toutes ces affirmations une évidente exagération, tout au moins en ce qui concerne leur valeur en calorie-albumine.

Le kilocalorie-albumine en extrait de viande Bovril coûte 13 fr. 80; en Cibils, 77 francs.

Vous voyez que c'est là une source d'albumine un peu coûteuse; aussi devons-nous nous contenter d'employer ces produits comme de simples condiments.

Actuellement on se sert, pour préparer des soi-disant extraits de viande, des albumines du sang, des gélatines, et d'autres déchets qui, traités par différents procédés chimiques, fournissent des produits peptonisés qu'on aromatise de différentes façons.

Pour vous permettre de juger la valeur réelle

de nombreux produits qui vous seront proposés, le mieux est donc de calculer leur prix de revient en kilocalorie, en se basant sur l'analyse chimique qui accompagne en général le prospectus-réclame. Ne vous fiez du reste qu'aux analyses signées par un chimiste autorisé.

Voici par exemple celle de la peptone Kemmerich faite par A. Gautier. Elle indique avec une proportion de 28 p. 100 d'eau, une quantité d'albumines diverses de 45,92 p. 100, parmi lesquels de la syntonine, albumoses, peptones, etc. Une boîte de 100 grammes de ces peptones coûte 2 francs.

Nous aurons donc 45,92 albumine multiplié par 4,1 calories = 188,2 calories qui coûtent 2 francs, d'où mille calories-albumine coûteront 10 fr. 62.

Sur le tableau, vous voyez le kilocalorie Kemmerich coté à 9 francs parce que le calcul a été fait sur une analyse indiquant 50 p. 100 d'albumine, et avec le prix de la boîte en gros, 1 fr. 70.

La somatose, dont la fabrication reste secrète, paraît s'obtenir de la fibrine du sang ou de la viande. Elle contient l'albumine sous forme d'albumose dans la proportion de 83 p. 100 et coûte 5 francs les 100 grammes.

Nous aurons 83 grammes d'albumose multiplié par 4,1 calories = 340,3 calories coûtant 5 francs, d'où mille calories coûteront 14 fr. 70.

Si maintenant nous examinons les aliments qui contiennent à la fois des albumines, des graisses et des hydrates de carbone, et que nous fassions les mêmes calculs, nous pourrons nous rendre compte combien le kilocalorie devient bon marché et avantageux pour l'alimentation.

Le prix le plus bas est pour la pomme de terre, dont le kilocalorie revient à 12 centimes. Pour obtenir la ration de 3000 calories nécessaire à un homme adulte, il faudrait :

2 ¼ kilos de pommes de terre .	2000	calories = 24 cent.	
115 grammes de fromage gras .	500	»	= 51 »
100 grammes de lard	630	»	= 22 »
	3130	calories = 77 cent.	

On aurait ainsi plus de 3000 calories, dont environ 300 en albumine, 950 en graisse et 2000 en hydrate de carbone pour le prix de 77 centimes. En remplaçant la pomme de terre par du pain blanc (800 grammes), le prix s'élèverait à 82 centimes, tandis qu'avec du riz (560 grammes) la journée de nourriture coûterait environ 82 centimes.

Avec une nourriture journalière uniquement formée de riz au lait, suivant la formule donnée autre part, nous aurions les 3000 calories nécessaires, dont 513 en albumine, 1161 en graisse et 1326 en hydrate de carbone, pour 1 fr. 02, représentant ainsi la nourriture la plus substantielle, et dans les proportions élémentaires les plus heureuses. Ce riz au lait serait un aliment par excellence et le meilleur marché pour les enfants à partir d'une année.

Des aliments d'une haute valeur nutritive sont fournis par les farines de pois, de haricots ou de lentilles, qui sur mille calories en renferment environ 300 en albumine et 700 en hydrate de carbone pour le prix moyen de 26 centimes.

Il suffira d'ajouter 100 grammes de lard ou de graisse pour obtenir 3000 calories coûtant 75 centimes.

Il faut naturellement ajouter à ces chiffres le prix du combustible nécessaire à la cuisson de ces aliments.

Ces petits calculs vous permettront de combiner une alimentation répondant à tous les besoins de l'organisme, pour un prix très minime, et surtout ils vous aideront, je vous le répète, à fixer l'exacte valeur nutritive et vénale des nombreux aliments composés fournis par l'industrie et le commerce, sous les noms les plus divers. En général, ce sont des mélanges de différents farineux, dont on a quelquefois transformé l'amidon en dextrine, dextrose, glucose, maltose, etc., pour en rendre la digestion intestinale plus rapide. Ces différentes transformations exigent un certain travail et des manipulations dont le prix viendra s'ajouter à celui de la matière première. Si nous calculons le prix de revient d'un tel aliment en kilocalories, nous pouvons juger rapidement si la majoration de ce prix est légitime, et si elle ne dépasse pas les limites d'un bénéfice honnête. J'en veux prendre un exemple dans un aliment qui a eu autrefois une grande vogue : la Revalescière.

Cette farine, dont la réclame avait fait une panacée à tous les maux, est un simple mélange de farine de haricots et de lentilles. Vous voyez, d'après notre tableau, que le prix du kilocaloric de ces farines revient à 28 centimes ; mais si nous le calculons sous la forme de revalescière, il arrive au prix exorbitant de 2 fr. 30.

Vous jugerez, par cet écart de prix, le bénéfice du fabricant et de l'importance de la réclame.

Les cacaos à l'avoine, si vantés aujourd'hui, sont en général un mélange d'un tiers de cacao pur et de deux tiers de farine d'avoine. Le prix du cacao pur est d'environ 5 francs le kilog., ce qui porte le mélange à 2 fr. 10 le kilog. Le commerce vend au public le cacao à l'avoine de 5 à 6 francs le kilog. Vous voyez que le bénéfice réalisé sur ce simple mélange est déjà considérable. Si nous comparons la valeur nutritive du kilocalorie des deux composants, nous trouvons :

1000 calories en farine d'avoine, dont 141 en albumine, 85 en graisse et 772 en hydrate de carbone, coûtent 65 centimes.
1000 calories en cacao à l'avoine, dont 170 en albumine, 430 en graisse et 390 en hydrate de carbone, coûtent 1 fr. 72.

La plus grande proportion en graisse du cacao à l'avoine n'explique cependant pas une telle majoration de prix. Nous en concluons que ce dernier n'est pas en proportion de la réelle valeur nutritive de l'aliment. Nous obtiendrons cette même valeur nutritive en ajoutant à un potage de farine d'avoine une certaine proportion de beurre, ou de lait, qui fera ascender le prix du kilocalorie d'un tel aliment à 30 centimes au plus.

Les chocolats, malgré leur prix relativement élevés, représentent des aliments d'une haute valeur nutritive, sous un très petit volume. D'après le tableau, vous voyez que la proportion en albumine, graisse et hydrates de carbone, ne varie pas beaucoup. Les prix plus élevés s'expliquent par des différences d'aromes, et je pense aussi par le plus ou moins de luxe dans l'emballage.

Le prix du kilocalorie d'un bon chocolat Suchard n'est que de 64 centimes, pour 56 calories en albumine, 404 en graisse et 540 en hydrates de carbone.

Le chocolat reste le meilleur marché et le meilleur de tous les aliments, lorsqu'il faut faire une grande dépense de force en un temps donné. Dans la montagne, par exemple, il est préférable à la viande. Sous un petit volume, il exige peu de travail digestif soit de la part de l'estomac, soit de l'intestin, et en outre la quantité de théobromine qu'il contient (0,6 p. 100), a un heureux effet comme tonique du cœur.

Si maintenant nous examinons de la même façon les différents laits, nous trouvons les chiffres suivants :

1000 calories de lait pur, dont 198 en albumine, 492 en graisse et 310 en hydrates de carbone, coûtent *30 centimes*.

1000 calories de lait condensé Nestlé sans sucre, dont 258 en albumine, 518 en graisse et 224 en hydrates de carbone, coûtent *43 centimes*.

1000 calories de lait condensé Nestlé avec sucre, dont 141 en albumine, 271 en graisse, 571 en hydrates de carbone, coûtent *33 centimes*.

Vous voyez d'emblée que l'écart entre le prix de la matière première et le prix du produit fabriqué est très minime. Le fabricant prélève donc un très petit bénéfice pour transformer le lait en un produit qui présentera de grands avantages pour le transport et la conservation. C'est là un exemple unique dans l'industrie de l'alimentation. Est-ce peut-être un des heureux effets de la concurrence, ou parce que la fabrication se fait sur de très grandes quantités?

La farine lactée Nestlé contient 10 p. 100 d'albumine, 4,5 p. 100 de graisse et 77 d'hydrates de carbone représentant donc un total de 398 calories pour 100 grammes. Le prix de la boîte de 500 grammes est de 1 fr. 30. Les 1000 calories, dont 102 en albumine, 106 en graisse et 792 en hydrates de carbone, coûteront 65 centimes.

C'est à peu près les prix du kilocalorie de zwieback dont on peut rapprocher, comme composition, cette farine Nestlé. Ici encore le prix de fabrication est en relation normale avec la valeur nutritive.

Tandis que le fameux racahout des Arabes, simple mélange de cacao, de fécule, de farine de riz et de sucre aromatisé par un peu de vanilline, coûte 1 fr. 35 les 1000 calories.

Pour terminer, je veux vous donner encore un exemple d'un pareil calcul.

Nous recevons un prospectus accompagnant une farine alimentaire pour enfants et convalescents, marque anglaise.

Le bulletin d'analyse est le suivant :

Albumine	9 p. 100
Graisse	2 —
Maltose	63 —
Dextrine	18 —

Le prix en est de 2 fr. 50 par flacon de 250 grammes, soit 10 francs le kilogramme.

Nous multiplions 9 grammes d'albumine par 4,1 = 39,9 calories ; 2 grammes de graisse par 9,3 = 18,6 calories.

Additionnant la maltose et la dextrine comme hydrates de carbone, nous avons 81 gr. × 4,1 = 332 calories.

100 grammes de ce mélange représentent donc 36,9 albumine + 18,6 graisse + 332 hydrates de carbone = 387,5 calories, coûtent 1 franc.

1000 calories, dont 95 en albumine, 48 en graisse et 857 en hydrates de carbone coûtent 2 fr. 58.

Prix de vente très exagéré et pas en rapport avec la valeur nutritive, malgré les affirmations de la réclame.

Il faut cependant faire remarquer que, dans

cette composition, les hydrates de carbone sont surtout représentés par de la maltose, dont le prix est plus élevé.

J'espère vous avoir démontré le réel intérêt qu'il y a pour le médecin de savoir faire ces calculs, et je vous engage beaucoup à les appliquer chaque fois que vous recevrez un prospectus-réclame de ces produits diététiques.

Il était encore dans mon plan de faire une rapide revision de la question de la **pérityphlite ;** mais les nombreux documents cliniques rassemblés pendant ces dernières années ne me permettent plus de faire rentrer cette étude dans le cadre de ce travail. Je me réserve d'y revenir plus tard, une fois que *toutes* mes observations seront classées et analysées.

Je ne signale donc que pour mémoire cette sanglante histoire de l'appendicite, inscrite en lettres d'or dans les annales de la chirurgie et en caractères de sang dans l'histoire des humains.

On est épouvanté lorsqu'on compulse les statistiques des chirurgiens pendant ces vingt dernières années, tant en Amérique qu'en Europe. C'est par milliers que se comptent les morts à la suite des interventions chirurgicales dans cette affection aiguë.

Maladie facile à diagnostiquer et connue du médecin, elle ne tuait que très rarement son homme. C'était la période du traitement médical.

Les chirurgiens, aidés des microbiologistes,

s'emparent de cette affection, l'étudient, l'expliquent et lui appliquent un traitement chirurgical qui a pour effet immédiat de multiplier d'une façon effrayante les morts par appendicite.

Ayant constaté ce fait brutal dès la première heure, nous demandions au chirurgien de poser ses armes meurtrières et d'en revenir au traitement médical.

Notre demande était bien légitime, puisque, dans la période médicale de cette affection et de l'aveu de tous, les cas de mort étaient rarissimes. Le simple bon sens et la bonne logique devaient prescrire de retourner à la thérapeutique antérieure.

Il est vrai que cette dernière, avec ses cataplasmes, ses lavements et son huile de ricin n'apparaissait pas aussi glorieuse que la thérapeutique chirurgicale, avec ses épouvantements, son étalage d'instruments et l'assurance hautaine de ses grands prêtres.

Pendant 15 ans, pour avoir de temps en temps essayé de faire entendre la voix de la raison, j'ai été tourné en ridicule, bafoué et exposé aux lourds sarcasmes des chirurgiens intéressés.

Il me souvient aussi que, dans une séance de la Société médicale vaudoise, pendant une discussion sur l'appendicite, on me signalait aux jeunes confrères comme un criminel, parce que j'apportais les preuves que, dans le service de la clinique médicale de Lausanne, on traitait et guérissait le plus souvent les pérityphlites aiguës en se servant des moyens thérapeutiques signalés plus haut. — Toujours l'anathème à la place des arguments scientifiques.

Aujourd'hui, j'aurais l'ironie facile ; je n'ai qu'à puiser dans les publications chirurgicales de ces derniers mois. Et pour cela, je choisis de préférence celles des jeunes chirurgiens qui, usant des mêmes procédés employés autrefois par leurs aînés, sont très empressés à décocher quelques vérités désagréables aux princes de la science chirurgicale, qui tous ont été partisans de l'opération à chaud.

Nous y voyons que les statistiques opératoires sont très sombres, et que ces expériences *désastreuses* doivent apprendre aux chirurgiens à s'abstenir de toute intervention pendant la période aiguë.

Ainsi, une statistique dans l'armée allemande, de 1880 à 1900, annonce 235 cas opérés avec une mortalité de 28 %, tandis que sur 6061 cas traités médicalement, il n'y eut que 3,4 % de décès.

Et qui aurait pu croire que la chirurgie affirmerait en 1907 que *la présence de pus contr'indique d'une façon formelle l'opération radicale à chaud*, tandis que pendant la période de 1890 à 1900, elle appelait criminel celui qui n'intervenait pas d'emblée.

Si nous observons la conduite des chirurgiens vraiment dignes de ce nom, nous voyons en effet qu'ils ont fait une prudente et silencieuse retraite. Ils n'opèrent plus à chaud, mais ils se rattrapent sur l'intervention à *froid*. Mais là encore la chirurgie semble incapable de fournir des données exactes soit pour établir un diagnostic précis, soit pour fixer le moment de l'intervention.

Il est bien peu de chirurgiens qui parviennent à s'entendre là-dessus ; aussi exploitent-ils l'appendice comme autrefois ils exploitaient les ovaires et les annexes.

Le professeur Dieulafoy, après avoir invité les chirurgiens à extirper l'appendice chaque fois qu'il y avait un point douloureux au fameux point de Mac Burney, s'insurge maintenant contre la facilité avec laquelle on a suivi ses conseils. Quantité de gens, dit-il, simplement atteints de typhlo-colite mucomembraneuse ou sableuse, sont indûment opérés d'appendicite qu'ils n'ont pas.

C'est ce qu'on appelle chez nous un triste *retour de foire*. Actuellement, la bonne moitié des neurasthéniques abdominaux qui se présentent à notre consultation ont subi l'extirpation de l'appendice à *froid*.

Et nous recueillons tous les jours des histoires édifiantes sur la façon dont on leur a imposé cette extirpation. Nous les notons avec soin et avec preuves à l'appui ; elles seront des plus intéressantes pour nos petits neveux, lorsqu'ils voudront faire l'histoire de la chirurgie moderne.

J'ai eu le plaisir de trouver dans le « Bulletin

médical » du 2 février 1907, une leçon clinique du professeur Alb. Robin, faite à l'hôpital Beaujon, sur le traitement médical de l'appendicite aiguë.

La méthode de traitement est sensiblement la même que celle que j'emploie depuis 15 ans soit à l'hôpital, soit dans ma clientèle privée. Elle consiste à assurer le bon fonctionnement de l'estomac et à faire la toilette de l'intestin par les purgatifs (calomel ou huile de ricin), et par les lavages du gros intestin.

« Malgré les anathèmes prononcés contre moi, dit-il, j'ai eu et j'ai toujours la tranquille audace de donner à ces malades des purgatifs. »

Il semble que les procédés de discussion des chirurgiens sont partout les mêmes ; l'anathème tient lieu trop souvent d'argument scientifique.

Et malgré l'anathème, les observations cliniques démontrent combien les résultats du traitement médical sont supérieurs à ceux du traitement chirurgical.

Sur 206 cas pour lesquels Robin s'est opposé à toute opération, en déclarant prendre la responsabilité de la non-intervention, son avis a été suivi dans 168 cas, qui ont été traités médicalement. Les 168 cas ont guéri. Dans les 38 autres cas, l'intervention chirurgicale a eu lieu, et elle a donné 3 décès.

Ces observations concordent bien avec ce que nous avons observé dans notre service d'hôpital, ainsi que nous le montrerons lorsque nous aurons collationné et analysé les nombreuses histoires de malades que nous avons recueillies.

En 1909, au 16e congrès international de Budapest, j'ai eu l'honneur de prendre part à la grande discussion sur l'appendicite devant les sections de chirurgie, gynécologie et médecine interne réunies.

Je vais essayer d'en donner un court résumé avec les observations que j'y ai présentées.

Ces remarques sont basées sur l'étude de 224 cas observés dans mon service de l'hôpital cantonal de Lausanne, de 1899 à 1909. J'ai suivi ici la règle que je me suis imposée dans l'étude clinique de la diphtérie, en ne présentant que des cas ayant passé par le contrôle du service clinique et des médecins qui y ont envoyé leurs malades. J'ai soigné dans ma clientèle et dans ma clinique particulière un aussi grand nombre d'appendicites à tous les degrés, et avec autant de succès, mais je ne les cite que pour mémoire, ne voulant présenter que des observations ayant été contrôlées à l'hôpital ; ceci pour échapper aux reproches habituels des chirurgiens, qui prétendent volontiers qu'une appendicite guérie par les procédés médicaux n'était pas une vraie appendicite.

J'ai réuni sous forme de tableaux, les feuilles de température de *tous* ces cas. L'étude de ces tableaux est des plus instructives, pour celui qui veut se rendre compte de la marche de la maladie.

Je ne publierai que ceux de ces trois dernières années (1907-1909) pour donner un aperçu de ma méthode d'observation clinique. Sur ces 224 cas, il n'y a eu que 4 cas de mort, malgré le traitement purement médical.

7 cas sont arrivés à l'hôpital en péritonite généralisée et sont morts très rapidement après leur arrivée. Tous ces cas avaient été traités par l'opium et les applications de glace, aucun n'avait reçu de purgatif. La plupart avaient été constipés par l'opium pendant plusieurs jours, et un même pendant les 18 jours, où il avait été ligotté sur son lit pour empêcher tout mouvement.

D'après le rapport du prof. *Sonnenburg*, de Berlin, le chirurgien doit s'appliquer à faire le diagnostic d'appendicite le plus tôt possible et opérer immédiatement (früh-operation). Cependant, il faut essayer auparavant de donner 20 ou 30 grammes d'huile de ricin, qui très souvent a pour effet de libérer le malade et de le soustraire à une opération. Il cite plus d'une centaine de cas dans lesquels ce traitement lui a donné d'excellents résultats. Mais, dit-il, ce moyen ne peut être employé qu'à l'hôpital et sous le contrôle du chirurgien.

Voici tantôt 20 ans que j'emploie ce traitement, et mes malades s'en sont toujours très bien trouvés; cependant, la plupart des chirurgiens affirmaient que le plus doux des purgatifs provoquait infailliblement la mort par la perforation de l'appendicite et la déchirure des adhérences protectrices.

Pour *Sonnenburg*, l'appendicite est une maladie provoquée par une infection microbienne du processus vermiforme, mais il ne peut attribuer cette infection à tel ou tel microbe spécial, pas plus qu'il ne donne des indications précises pour arriver à un diagnostic précis permettant de fixer l'intervention chirurgicale. — Nous retiendrons cependant que l'huile de ricin lui sert à préserver un certain nombre de cas de cette intervention.

Quant à l'opération précoce, elle est indiquée par la douleur au fameux point de Mac Burney, et toute intervention chirurgicale est justifiée lorsqu'on provoque par la pression une douleur dans la région de l'appendice.

Nous savons aussi que chez les nerveux dits neurasthéniques, il est bien rare que cette région ne soit pas douloureuse à la pression, et cela nous explique aussi pourquoi les trois quarts de ces malheureux neurasthéniques ont subi l'opération de l'appendicite. Cela explique aussi le pourquoi des appendicites dites familiales.

Il y a 10 ou 15 ans, on prouvait par la statistique la nécessité de l'intervention chirurgicale dans toute appendicite suppurée, actuellement cette même statistique prouve qu'il faut bien se garder d'intervenir après le troisième jour.

Voici la dernière statistique pour tous les cas

observés dans la ville de Berlin. L'intervention chirurgicale au premier jour de l'appendicite donne seulement 1 % de mort, au second jour elle est de 7,2 % et au troisième jour elle est de 30 à 40 %.

Comparez cette statistique avec celles qu'on publiait il y a une dizaine d'années, alors qu'il s'agissait de prouver la nécessité de l'opération *à chaud*, et vous serez persuadé que la statistique joue encore le rôle de témoin complaisant.

Parmi les médecins allemands, seul le *prof. Lenhartz*, de Hambourg, est venu rompre une lance en faveur du traitement médical. Il appelle l'appendicite la *maladie de la peur* et il donne comme statistique globale après intervention chirurgicale une proportion de 7 % de morts, tandis que l'expectative ou le traitement médical n'en donne que 2 %.

Il ponctionne les abcès periappendiculaires, et il démontre par des courbes de température l'efficacité de ce traitement. En comparant ces courbes avec celles de mon service d'hôpital, je ne trouve pas de différence dans la marche de température des cas avec collection purulente, bien que je ne pratique pas de ponction évacuatrice.

Quant à moi, j'ai formulé mes conclusions de la façon suivante :

L'appendicite est due à un étranglement de l'appendice vermiforme, provoqué par des causes diverses, dont la plus fréquente est due aux concrétions et calculs formés dans le canal appendiculaire. Le noyau de ces calculs peut être formé des substances les plus hétéroclites. Tant que les contractions de l'appendice sont assez fortes pour les rejeter dans l'intestin, il n'y a pas de danger de nécrose, mais une fois que ces calculs sont assez gros pour ne plus pouvoir être éliminés, il se produira fatalement un jour ou l'autre une occlusion de la lumière de l'appendice et les phénomènes de l'étranglement avec nécrose.

L'infection microbienne n'est que secondaire, et elle s'ensemence sur des tissus mortifiés.

L'étranglement de l'appendice peut aussi se produire par des troubles circulatoires et principalement par stase veineuse, c'est probablement la cause de la plupart de ces crises appendiculaires fugaces et à répétition qui se guérissent par une purgation à l'huile de ricin, ou par un lavage du gros intestin.

Au point de vue du diagnostic, le signe de Mac Burney est le plus trompeur de tous, parce qu'il se remarque presque toujours chez les neurasthéniques avec spasme intestinal (soi-disant entérite mucomembraneuse), et chez les femmes il peut encore se confondre avec la sensibilité douloureuse de l'ovaire droit.

Ce symptôme, si trompeur, a décidé de la plupart des opérations d'appendicite, dites à froid, ou précoces, chez une foule de gens qui n'en avaient nul besoin.

Chaque année je vois à ma consultation des centaines de ces nerveux se plaignant de troubles digestifs, qui portent la marque d'une excision d'appendice, et qui se plaignent aussi des mêmes troubles qu'avant leur opération.

Actuellement, chez les individus nerveux, l'appendicite est réellement la *maladie de la peur*, ainsi que l'appelle Lenhartz. Et d'après les nombreuses confidences que je reçois tous les jours, voici comment l'opération se décide :

Le plus souvent le malade a passé par tous les régimes dont j'ai parlé à l'occasion de la soi-disant entérite mucomembraneuse. Lassé de tous ces traitements inutiles, mais se plaignant toujours de douleurs du côté du gros intestin, principalement de la région locale, le médecin propose une entrevue avec un chirurgien qui n'hésite pas à reconnaître une appendicite fruste, larvée ou chronique et propose l'ablation de l'appendice comme seule chance de guérison. Le malheureux neurasthénique ne pense plus qu'aux dangers permanents qu'on lui a fait entrevoir. Vous avez un pistolet chargé dans le ventre et il peut vous tuer d'une minute à l'autre, disait un célèbre chirurgien de Paris à un de mes malades hanté par l'appendicite. Neuf fois sur dix on se décide pour l'opération *à froid*, si bénigne en elle-même, parce qu'elle est inutile, et les statistiques accusant à peine 1 % de mort.

Le plus souvent aussi, quelques semaines ou

quelques mois après l'opération, le malheureux neurasthénique voit réapparaître la plupart des symptômes douloureux pour lesquels il s'est soumis à l'intervention chirurgicale. Les chirurgiens ne revoient plus ces malades, qui vont porter leurs doléances à d'autres médecins, pour se soumettre docilement à toutes les opérations thérapeutiques, les plus fantaisistes, qu'on leur proposera.

Chaque année, principalement en France et aux Etats-Unis, ces opérations inutiles se chiffrent par milliers.

Quant à la marche d'une appendicite vraie, elle peut varier énormément. *Sonnenburg* l'a heureusement confirmé, une bonne partie des cas peut être enrayée par l'huile de ricin.

Une fois l'appendice nécrosé, il se formera la péritonite habituelle, localisée, provoquant des adhérences qui feront barrière contre l'infection du péritoine tout entier. Un bon encapsulement du foyer de nécrose primitif est une des meilleures chances de guérison, mais nous n'avons aucun recours pour favoriser ce moyen de défense naturel.

Dans la plupart des cas il va se former une collection purulente plus ou moins importante.

Autrefois, on cherchait à faire évacuer ce pus en pratiquant une incision, aujourd'hui, comme je l'ai déjà fait remarquer, la présence du pus contr'indique l'intervention chirurgicale.

Je constate avec plaisir ce retour à une plus juste thérapeutique ; en effet, il n'est pas nécessaire ni d'inciser ni de ponctionner, car dans la plupart des cas le pus va se drainer tout naturellement dans le gros intestin, par l'appendice perforé, sitôt que les processus inflammatoires auront un peu diminué.

Nous verrons l'événement se marquer sur nos courbes de température par une chute brusque, en 24 ou 48 heures, concordant avec une diminution de volume de l'exsudat, qui devient de jour en jour moins douloureux à la palpation.

Très souvent nous avons constaté dans les matières fécales ces évacuations de pus, qui peuvent se reproduire dans le cours de la maladie, chaque fois que la collection purulente se reforme. Nous voyons ces phénomènes s'inscrire sur nos courbes de température sous forme de deux ou trois vagues de température fébrile.

C'est ainsi qu'évoluent la plupart de nos cas de pérityphlite, beaucoup plus rarement nous verrons la collection purulente faire effraction dans le rectum, et encore plus rarement dans la vessie.

Nos observations démontrent d'une manière évidente que l'appendicite, même suivie de pérityphlite, est une *maladie bénigne,* à condition qu'on renonce au traitement par les applications de glace, et par l'opium.

Voici du reste le traitement que j'emploie, soit dans mon service de l'hôpital cantonal depuis l'année 1890, soit dans ma clinique et ma clientèle particulière.

Le premier jour on donne une dose de 20 à 30 grammes d'huile de ricin avec une boisson chaude (thé léger). En attendant l'action de l'huile de ricin, on procède au lavage du gros intestin avec un litre d'eau à 37° ou 38°, 100 grammes d'huile d'olive et 4 grammes d'ichthiol. On fait pénétrer ce mélange aussi avant que possible, mais on cesse l'introduction sitôt que le malade accuse de la douleur, et on laisse évacuer le liquide.

Sous l'influence de ce lavage qu'on répète tous les jours, le malade éprouve un grand soulagement.

On maintient constamment sur la région locale des cataplasmes de farine de lin, aussi chauds que le malade peut les supporter.

L'opium et la morphine sont complètement contrindiqués et nous ne les employons jamais, car l'évacuation des matières fécales du gros intestin supprime très rapidement les douleurs.

Comme nourriture, le malade ne reçoit pendant la période aiguë, que des aliments liquides : soupes farineuses, farines lactées, thé léger sucré avec de l'extrait de malt, café noir sucré, etc. ; en outre, on lui fait absorber deux ou trois verres d'eau alcaline phosphatée dans les 24 heures (d'après notre formule) :

Bicarbonate de soude *chimiq. pur.* . . . 8.0
Phosphate de soude desséché 4.0
Sulfate de soude desséché 2.0
Eau, 1 litre.

Comme désinfectant intestinal, nous donnons tous les jours un gramme de salacétol.

Avec ce traitement, la moyenne de durée de la période aiguë est de cinq à six jours, ainsi que le démontrent nos tableaux de courbes de température.

Si, une fois guéri, le malade ne fait pas de trop grands écarts de régime et s'il vit hygiéniquement, les accidents et rechutes sont beaucoup plus rares qu'on a voulu le dire.

A chaque récidive on applique le même traitement, et dès la première, je conseille au malade de se faire enlever l'appendice quand toute trace d'inflammation aura disparu.

CONCLUSIONS

Si j'ai entrepris ce travail de critique, et si je
l'ai exposé, au risque d'être désagréable à quelques-uns, c'est dans l'unique but d'être utile
au médecin praticien. Quant aux théoriciens, je
suis tout prêt à discuter loyalement avec eux ;
mais comme je sais d'avance qu'ils ne sont jamais à bout d'arguments théoriques, et que, dans
ces discussions, il est toujours difficile de tirer des
conclusions pratiques, je veux me hâter de for-
muler bien nettement mes idées personnelles sur
les sujets qui viennent de nous occuper. J'essaye-
rai aussi d'en tirer une ligne de conduite pour le
médecin praticien, dans l'espoir de débarrasser
sa route des encombrantes découvertes des laboratoires, trop pressés de lui imposer des méthodes
thérapeutiques.

Encore une fois, je veux affirmer tout mon respect et mon admiration pour les savants de labo-

ratoire qui travaillent à nous fournir de procédés nouveaux d'investigation clinique, et de moyens curatifs. J'admets volontiers la bonne foi de leurs expériences *in vitro* ou sur les animaux ; mais en retour je leur demande aussi de laisser à la clinique, et par conséquent au médecin praticien, le droit de conclure de l'utilité de leurs découvertes lorsqu'on veut les appliquer à l'homme. Laissez-nous mettre en regard de vos expériences théoriques les simples faits recueillis au lit du malade. Si chaque savant voulait bien accepter cette division du travail et ce contrôle de la théorie par la pratique, il est bien certain que nous aurions moins souvent à enregistrer ces désillusions thérapeutiques si fréquentes ces dernières années.

Dans ma vie, j'ai eu le bonheur de pouvoir pratiquer les deux méthodes ; au début, j'ai commencé par les travaux de laboratoire, surtout d'ordre chimique, puis j'ai eu la grande faveur d'être placé à la tête d'un service d'hôpital. Dans l'une et l'autre situation, et dans la limite de mes moyens, j'ai toujours cherché à dégager de mon travail expérimental des procédés applicables à la médecine pratique, et facilement utilisables par le médecin praticien.

Actuellement, je me considère seulement comme un médecin praticien ayant le grand privilège de pouvoir contrôler dans un service hospitalier les différentes méthodes proposées par les sciences biologiques.

C'est à ce titre que je dois à mes confrères le résultat de mes observations cliniques.

Je voudrais aussi pouvoir les réconforter et les remonter à leurs propres yeux en leur inspirant une confiance nouvelle dans leur pure et simple observation du malade, en se dégageant le plus possible des théories à la mode. La physiologie normale classique, je veux dire par là celle qui a fait ses preuves et dont les enseignements sont consignés dans nos livres d'étude, devra toujours servir de base à notre critique. Il faut toujours revenir à la science de Magendie, de Claude Bernard, de Schiff, de Vulpian, de Pasteur, de Duclaux, de Julius Robert Mayer, de Helmolz, de Dubois-Reymond, de Liebig et de tant d'autres illustres savants, pour être certain de trouver des guides sûrs. Ne nous en laissons pas trop imposer par les savants réclamistes qui utilisent surtout les journaux politiques pour étonner le monde par leurs découvertes sensationnelles. Et lorsqu'un de ces savants veut imposer à notre thérapeutique ses vues nouvelles, demandons-nous toujours s'il a été dans les conditions à pouvoir contrôler ses expériences sur l'homme, et combien de temps cette expérimentation a duré.

Au point de vue de **l'analyse de l'urine,** et des conclusions qu'on en peut tirer, je conseillerais au médecin praticien de relire avec attention le chapitre de la fonction hépatique et rénale, dans un bon manuel de physiologie, et tout particulièrement dans l'ouvrage du professeur Bunge, de Bâle, dont il existe une traduction en français due au professeur Jaquet.

Possédant ces données chimico-physiologiques, il pourra déjà se rendre compte combien la simple observation de la quantité d'urine comparée à la densité, peut lui apporter d'éclaircissements sur la fonction générale de l'organisme.

Disons en passant que la densité, bien établie, avec un bon densimètre, peut donner des renseignements de même ordre que la cryoscopie, et avec un appareil beaucoup plus simple.

La couleur et l'odeur lui donneront aussi des renseignements généraux ou de même ordre que ceux fournis par l'observation de la couleur et de l'odeur des matières fécales. A cela nous joindrons la recherche qualitative et quantitative de l'albumine par le réactif picrocitrique, et du sucre par la liqueur de Fehling, puis l'examen microscopique du sédiment.

Pour pratiquer ces recherches personnelles, il nous faut un microscope, un densimètre, quelques tubes à réaction, deux réactifs et une lampe à alcool.

Dans 90 % des cas, les conclusions tirées de ces manipulations suffiront pour établir le diagnostic et en tirer les conséquences pronostiques et thérapeutiques en rapport avec nos connaissances actuelles.

La quantité totale des substances solides éliminées par l'urine nous aura été démontrée par le rapport existant entre la densité et la quantité du liquide éliminé dans les 24 heures. C'est là une donnée générale et globale sur une partie des échanges organiques et de l'activité rénale. — Cette donnée ne nous servira, je le veux bien, qu'à tirer des conclusions générales, mais qui auront bien souvent, à mon avis, une importance supérieure à celle qui sera fournie par le dosage plus ou moins exact de quelques substances constituant ces substances fixes.

Lorsque cette analyse détaillée s'imposera, le médecin aura recours au chimiste de profession, mais il se contentera de lui demander des chiffres et des proportions, sans lui jamais permettre de lui imposer ses conclusions physiologiques, et encore moins un diagnostic.

Nous sommes bien persuadé que les progrès de la chimie physiologique fourniront peu à peu à la clinique des données toujours plus sûres et utilisables, qui nous feront oublier les charlataneries de l'époque actuelle.

Quant à l'utilisation par le médecin praticien des données de la microbiologie, je ne puis faire autrement, pour montrer jusqu'à quel point elles pourront nous servir, que de revenir à mon parallèle entre la *botanique*, science des plantes macroscopiques, et la *microbiologie*, science des plantes microscopiques.

Je vous ai montré la première désignant aux

médecins une foule de plantes ayant des vertus spécifiques pour guérir telle ou telle maladie. Si nous consultons un de ces livres écrits il y a 50 ou 100 ans, nous y verrons que toutes les maladies sont curables, à condition d'employer les infusions recommandées dans chaque cas particulier. La foi naïve des médecins et des malades de l'époque admettait, par exemple, que la germandrée était capable de guérir la tuberculose et le lupus ; de nos jours, il faudrait admettre, sans faire la grimace, que le bacille de Koch, cause de la maladie (nouvelle homéopathie), est aussi capable de la guérir, si on l'administre sous forme d'infusion glycérinée, non seulement sous la forme d'injection sous-cutanée, mais encore pris à la vieille mode, c'est-à-dire par l'estomac, ainsi que le recommande Behring pour sa tulase lactine.

Nous avons fait à peu près table rase de toutes ces panacées du règne végétal ; mais si nous ne croyons plus à la vertu de ces milliers de plantes dites officinales, notre thérapeutique actuelle en a conservé quelques-unes dont les propriétés, si elles ne s'expliquent pas encore complètement, ne sont cependant plus contestables. Il me suffira de vous signaler le quinquina dans les fièvres palustres, la gaultheria procumbens pour le rhumatisme articulaire, l'opium, la belladone, la digitale, le coca et quelques autres, dont les propriétés physiologiques n'ont bien pu être étudiées que lorsque les chimistes en ont eu extrait la quinine, l'acide salicylique, la morphine, l'atropine, la digitaline ou la cocaïne. Cette tâche a été accomplie en une centaine d'années, si nous datons cette évolution de la découverte de la morphine (1806).

Nous pouvons donc bien, sans leur faire injure, accorder encore un certain crédit aux botanistes de la microbiologie. Ils sont tombés dans la même erreur que leurs devanciers, qui s'empressaient de signaler l'action de certaines plantes sur l'organisme, comme une vertu curative et spécifique dans telle ou telle maladie.

Les cultures qu'ils exploitent sont aussi diverses, et il n'est pas étonnant de les voir signaler à chaque instant un genre ou une espèce nouvelle capable de fournir à l'homme une substance utile à sa santé.

A ce point de vue de *thérapeutique anthropocentrique,* nous voyons donc régner la même confusion dans les affirmations, et même, poussant encore plus loin l'analogie, nous voyons déjà les thérapeutes de la microbiologie se diviser en homéopathes et allopathes, non pas au point de vue de la doctrine, mais des doses à employer ; les uns donnent des doses infinitésimales ; par exemple, de la substance qu'ils appellent tuberculine, tandis qu'un de nos confrères est venu nous dire qu'il en employait une dose 125,000 fois plus forte.

Cet exemple vous démontre combien il est nécessaire d'être mieux renseigné avant d'admettre tous ces miracles. Et pour cela, comme je vous l'ai déjà dit, la marche à suivre est toute tracée. La clinique ne pourra se faire une opinion raisonnée et raisonnable que lorsqu'au lieu de substances baptisées de noms fictifs, on lui fournira des substances définies et dosables. Jusqu'alors, gardons notre libre critique, et n'admettons qu'avec prudence les allégations risquées des savants de laboratoires.

Quant aux **sérums** tels qu'ils nous sont présentés aujourd'hui par l'industrie, j'ai la quasi-certitude qu'ils n'ont pas *sur l'homme* l'action spécifique qu'on veut bien leur attribuer.

En ce qui concerne plus spécialement le *sérum antidiphtérique*, mes observations des douze dernières années me prouvent que son action curative est nulle ou presque nulle, et dans tous les cas qu'il n'exerce aucune action sur la marche de la température et de la maladie ; il ne paraît pas non plus diminuer les accidents post-diphtériques, les paralysies par névrite sont aussi fréquentes que par le passé.

Je continuerai donc à traiter localement l'angine diphtérique par l'application d'un collutoire composé de :

Liq. ferri sesquichl. . .	Perchlorure de fer liquide	⎫
Acid. boric.	Acide borique	⎬ àa 3.0
Alum. pulv. àa 3.0. . .	Alun	⎭
Glycérin 30.0	Glycerine 30.0	

L'application se fait si possible toutes les 2 ou 3 heures, au moyen d'un petit tourillon de coton, porté par une petite tige de bois, un porte-plume par exemple, ou un roseau. Dès le premier jour, le médecin apprendra à l'entourage à appliquer ce collutoire. Sur la table de nuit du malade se trouve une cuvette de sublimé à un pour mille, dans laquelle tous ceux qui ont affaire au malade se plongent les mains le plus souvent possible. La spatule pour abaisser la langue, les bâtonnets pour badigeonner trempent également dans le sublimé entre chaque opération.

Je continue cependant à employer le sérum antidiphtérique dans les cas de dyphtérie laryngée et bronchiale. Cela peut paraître inconséquent après ce que je viens de vous exposer. Mais voici le raisonnement que je me suis fait : Dans la diphtérie nasopharyngée, j'emploie un traitement local qui me donne toute satisfaction, et mes malades guérissent, ce qui est la chose principale.

Dans la diphtérie laryngée, un traitement local est impossible, et malgré mon peu de confiance dans les propriétés spécifiques du sérum antidiphtérique, je l'emploie quand même, parce que je n'ai pas d'autre recours. Je continue l'expérience telle que je l'ai instituée dès le commencement, où je réservais le sérum pour les cas graves ; actuellement, je vois la plupart des cas que je considérais comme graves, guérir comme les autres. Il ne me reste donc plus que les croups à traiter par le sérum. Je n'en ai pas encore un nombre suffisant pour me faire une opinion définitive.

On peut aussi m'objecter que les épidémies de diphtérie ont beaucoup diminué de gravité, et qu'actuellement nous n'avons affaire qu'à des épidémies bénignes. Je veux bien l'admettre, et c'est pour cela que je continue l'expérience que j'ai conçue et qui devait durer dix ans. Je vais donc la poursuivre encore deux ans. Si pendant ce temps survenait une de ces épidémies plus meurtrières, et si je voyais que le traitement local ne donnait pas le même résultat favorable, soyez bien sûrs que je reprendrais immédiatement l'expérience du sérum, et cela sans fausse honte, parce que j'ai trop appris au lit du malade à laisser parler les faits plutôt que les théories.

On dit le plus grand bien de l'emploi du sérum antidiphtérique employé préventivement. Ne l'ayant jamais employé dans ce but, je ne puis avoir aucune opinion favorable ou défavorable.

La lecture des communications et des travaux sur cette question ne m'a pas davantage fixé, car il existe une grande confusion et pas mal de contradiction dans les conclusions des différents auteurs.

J'ai employé quelquefois le sérum antitétanique ; le résultat a été 50 % de mort comme auparavant ; mais je ne table pas sur ce que j'ai vu dans ces cas, mon expérience est trop restreinte.

Mais pour éclairer le sujet à la lumière des seules expériences et résultats cliniques, j'offre l'examen comparé des courbes de température de mes malades traités à l'hôpital cantonal pour les érysipèles, la pneumonie, la fièvre typhoïde et la diphtérie, à la seule condition qu'on présente *tous* les malades traités pendant une ou plusieurs années, et non pas un choix de cas favorables.

Un simple coup d'œil jeté sur une exposition pareille vaudrait, je crois, beaucoup mieux que toutes les dissertations théoriques.

Quant aux **médicaments,** je ne ferai que vous répéter ce que je vous ai déjà dit dans le courant de ce travail : à savoir que la pharmacopée helvétique doit être la base et le bréviaire de notre thérapeutique. En limitant votre étude pharmacologique aux médicaments qui y sont admis, vous **gagnerez** beaucoup de temps, et vous êtes sûrs de n'accorder votre confiance qu'à des remèdes éprouvés.

Lorsqu'il s'agira d'**aliments** pour nourrir vos malades, pensez d'abord aux œufs, au lait, au pain et aux farineux. Mais appliquons-nous à savoir les présenter sous les formes les plus agréables et les plus appétissantes. Nous savons que la plupart des médecins sont des gourmets, qu'ils ne croient pas déchoir en se faisant de temps en temps les cuisiniers de leurs malades. Mais on peut être un savant et un piètre cuisinier. Je vous engagerais donc à étudier de plus près ce que j'appelle la chimie culinaire, et pour cela vous ne pourrez mieux faire que de relire le merveilleux livre de Brillat Savarin, sur la physiologie du goût. Ce livre a été conçu dans la période de 1790 à 1820, par un homme qui n'était pas médecin, mais un magistrat judiciaire, doué de cet esprit d'observation qui fait toujours les grands cliniciens. Encore maintenant, où les livres sur la matière sont très nombreux, je mets celui-ci au-dessus de tous, parce qu'il est uniquement basé sur l'observation des faits, et que les déductions tirées de ces observations sont d'une méthode scientifique rigoureuse.

Pour ceux qui aiment une langue française rapide, élégante et claire, il n'y a pas de plus grande jouissance que la lecture de cet ouvrage, qui comprend du reste tout ce que le médecin doit savoir sur la digestion gastro-intestinale et les aliments.

Les phsychothérapeutes y verront que, depuis bien longtemps, Brillat-Savarin a traité en maître les troubles psychiques de la digestion.

Relisons donc Brillat-Savarin, et tâchons de rester, comme lui, des philosophes aimant tout ce qui est vrai, beau et bon.